マンガでわかりやすい
ストレス・マネジメント

ストレスを
味方にする
心理術

【解説・監修】
大野 裕 精神科医

きずな出版

はじめに
ストレスを味方にして、こころの力を発揮する

この本は、ストレスを味方にするコツをお伝えしようと考えてつくりました。

でも、ストレスを味方にすることなんてできるのでしょうか。
ストレスは、感じないほうがよいのではないでしょうか。

たしかに、ストレスがたまると、こころの元気がなくなって、つらい気持ちを感じるようになってきます。自律神経《じりつしんけい》やホルモンのバランスが乱れ、免疫《めんえき》の働きが落ちて、肉体的にも元気がなくなってきます。

しかし、ストレスは悪いばかりではありません。

よい面だってあるのです。


ストレスの効用は二つあると、私は考えています。

それは「ストレス」としての効用と、「アラーム（警報器）」としての効用です。


専門的には、ストレスは、「ユーストレス」と「ディストレス」に分けられます。「ユーストレス」はよいストレス、「ディストレス」はよくないストレスという意味です。

適度なストレスは、私たちの力を引き出します。それが「ユーストレス」です。

そのことを実験で証明した「ヤーキーズ・ドットソン曲線」と呼ばれる放物線状のグラフがあります。

グラフの横軸はストレスの強さを示しています。

右に進めば進むほど、強いストレスを感じていることになります。

縦軸はそのときのパフォーマンス、つまりこころのエネルギーの状態を表しています。グ

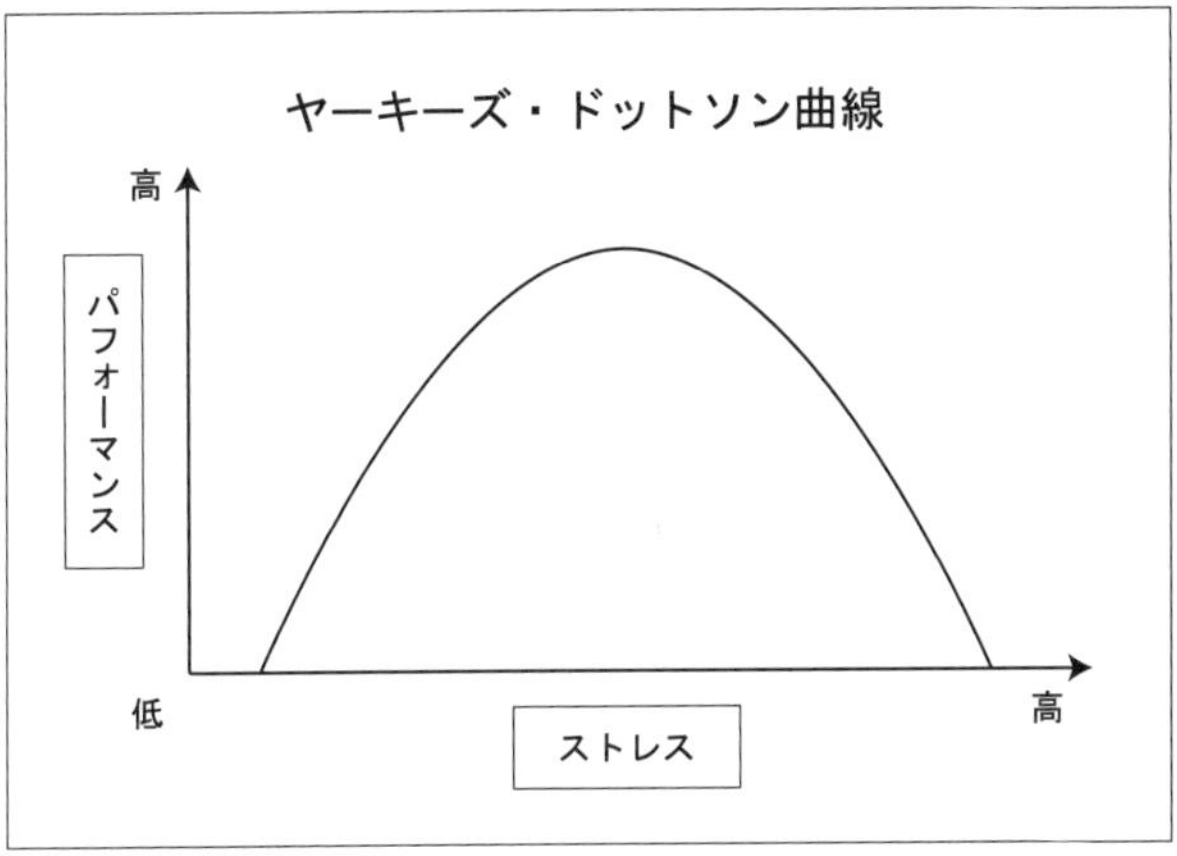

ラフが上にいけばいくほど、こころのエネルギーが高まって、パフォーマンスが上がっていることになります。

調査の結果を書きこんでみると、曲線は、上に飛び出した凸レンズのように山なりになります。

ストレスをほとんど感じない状態のときには、こころのエネルギーは山の麓《ふもと》のように低くなります。このように、ストレスを感じない状態では力が出てこないということは、私たちの誰もが体験していることです。

私の学生時代が、まさにそうでした。けっして勤勉ではなかった私は、試験前になるとあわてて勉強をしていました。とくに医学部の学生時代は覚えることが多くて、もっと早くから勉強を始めていればと後悔したものです。ところが、現実に時間ができるとダラダラとして、勉強をしようという気持ちが湧《わ》いてきませんでした。

そうした私でも、試験が近づいてきてストレスを感じるようになると、こころのエネルギー状態は、山に登っていくように高まっていきます。ほどほどのストレスを感じているところで、こころのエネルギーはピークに達します。

これが、「ユーストレス」を感じている状態です。

しかし、ストレスを強く感じすぎるようになると、こころのエネルギーは低下していきます。何かをしないといけないと考えても、仕事や勉強が手につかなくなってきます。

そうしたときには、気持ちを落ちつけて、感じているストレスを軽くして、こころの力をうまく発揮できるように工夫しなくてはなりません。

その工夫を、「ストレス・マネジメント」といいます。

上手にストレス・マネジメントできるようになるためには、ストレスを強く感じる状態になっていることに気づく必要があります。

ストレスの感じ方は、人それぞれです。同じ人でも、その時々で違った感じ方をすることがあります。

こころの状態が変化して、不安な気持ちになったり、気持ちが落ちこんだりすることもあれば、体にストレスが現れて、脈が速くなったり、呼吸が速くなったりすることがあります。

私は、不思議なことに、ストレスを感じると体が「だる重《おも》」状態になります。

そのようになったときには、ストレスを感じすぎていると考えて、ブレーキをかけるようにします。そのようにして適度なストレス状態にもどすことができれば、うまく自分の力を発揮できるようになります。

このようにストレスには、アラーム（警報器）としての働きがあります。

ストレスのために、こころが折れそうになっていることに気づいたときに、

「弱音を吐《は》いてはダメだ」

「まだがんばれる」

と考えて、そのアラームを切らないでください。

せっかくアラームが鳴っているのですから、ちょっと立ちどまって、何か問題が起きていないか、自分のまわりを見まわしてください。

ネガティブ感情は、私たちが危険な目にあわないで済むように、私たちを守る働きをしています。

私たちは、本能的に、出来事のマイナス面に目を向ける傾向があります。専門的に、「ネガティビティ・バイアス」と呼ばれているのですが、この「ネガティビティ・バイアス」のおかげで私たち人間は、厳しい自然の中を生きのびてくることができました。

ずっと昔、原始時代のことを想像してください。草原にいるときに何か物音がしたとき、私たちの祖先は危険な動物がいるのではないかと考えて身構《みがま》えたことでしょう。

風が吹いて物音がしただけだという可能性もあるかもしれません。しかし、そう考えて油断していると、動物に襲われてしまう危険性があります。最初は、危険な動物がいるのではないかと考えて、身を守ることを考えなくてはなりません。

「ネガティビティ・バイアス」は、現代に生きている私たちにも必要な、こころの動きです。夜に庭で聞きなれない物音がしたとき、仕事が思うようにいかないとき、人間関係がギクシャクしたとき……少しだけ身構えて、問題がないか確認してみてください。

落ちこんだり、不安になったり、イライラしたり、動悸《どうき》がしたり、胃が痛くなったり、ストレス反応はさまざまですが、これこそが問題が発生している可能性を伝えるこころのアラームなのです。

そうしたときには、一息入れて、どのようなことが起きているのかを丁寧《ていねい》に見直してみましょう。もし問題がなければ、それに越したことはありません。

もし対処しなくてはならないような問題が起きていたときには……。

うまくこころの力を生かして、その問題に対処しましょう。

そのようにしてポジティブ感情が湧いてくれれば、私たちはイキイキとした自分らしい生活を送れるようになります。

ネガティブ感情がアラームでブレーキをかけるきっかけを教えてくれるのに対して、ポジティブ感情はアクセルとエンジンの働きをします。

私たちの体やこころは、普通は考えられないほどの潜在能力を秘めています。

その力を引き出すためには、私が「3つのC」と呼ぶ、こころの力を引き出して問題に対処する方法が役に立ちます。

さあ、ストレスを味方にして、こころの潜在能力を引き出す、ストレス・マネジメントのコツについて、詳しく見ていきましょう。

精神科医　大野　裕

目次

Chapter 2 うまくいかない関係を変える

Chapter 3 思いこみから自由になる

Chapter 6 自分にも人にもOKを出す

マンガでわかりやすいストレス・マネジメント——ストレスを味方にする心理術

Chapter

1

ストレスに負けそうなとき

コミック 0「ストレスがつらい…」

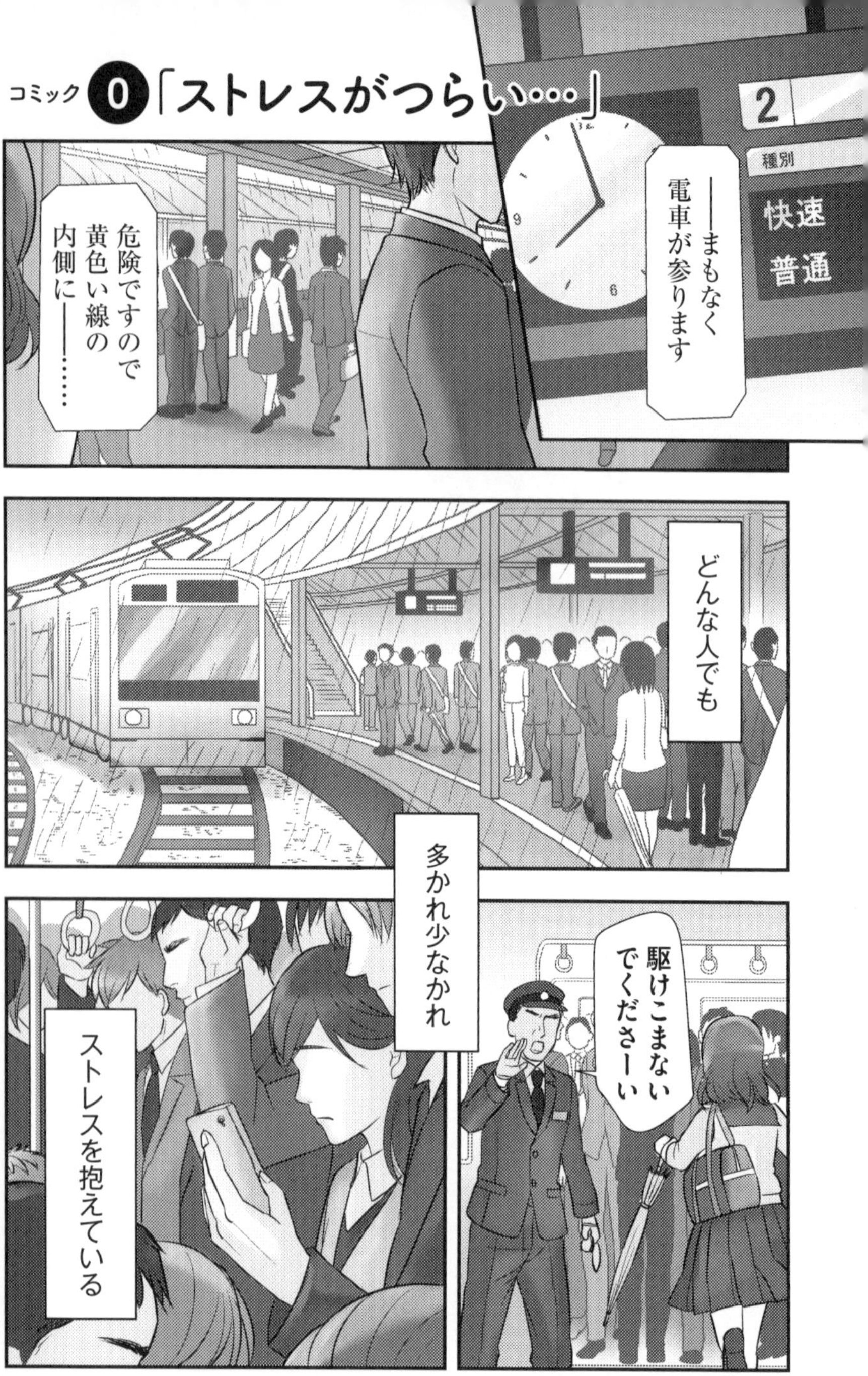
2
種別
快速
普通
——まもなく電車が参ります
危険ですので黄色い線の内側に——……
どんな人でも
多かれ少なかれ
駆けこまないでくださーい
ストレスを抱えている

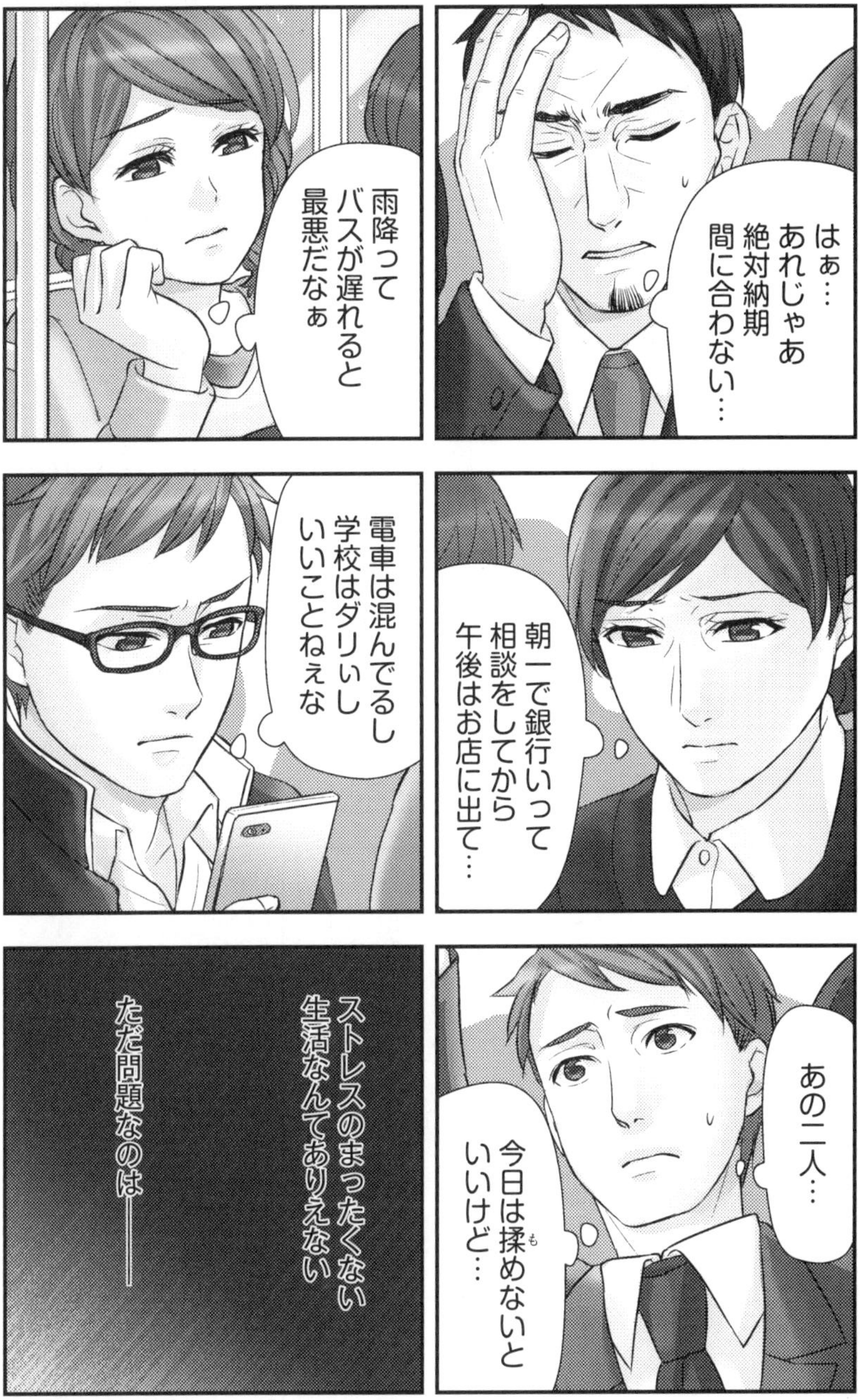
はぁ…
あれじゃあ
絶対納期
間に合わない…
雨降って
バスが遅れると
最悪だなぁ
朝一で銀行いって
相談をしてから
午後はお店に出て…
電車は混んでるし
学校はダリぃし
いいことねぇな
あの二人…
今日は揉《も》めないと
いいけど…
ストレスのまったくない
生活なんてありえない
ただ問題なのは——

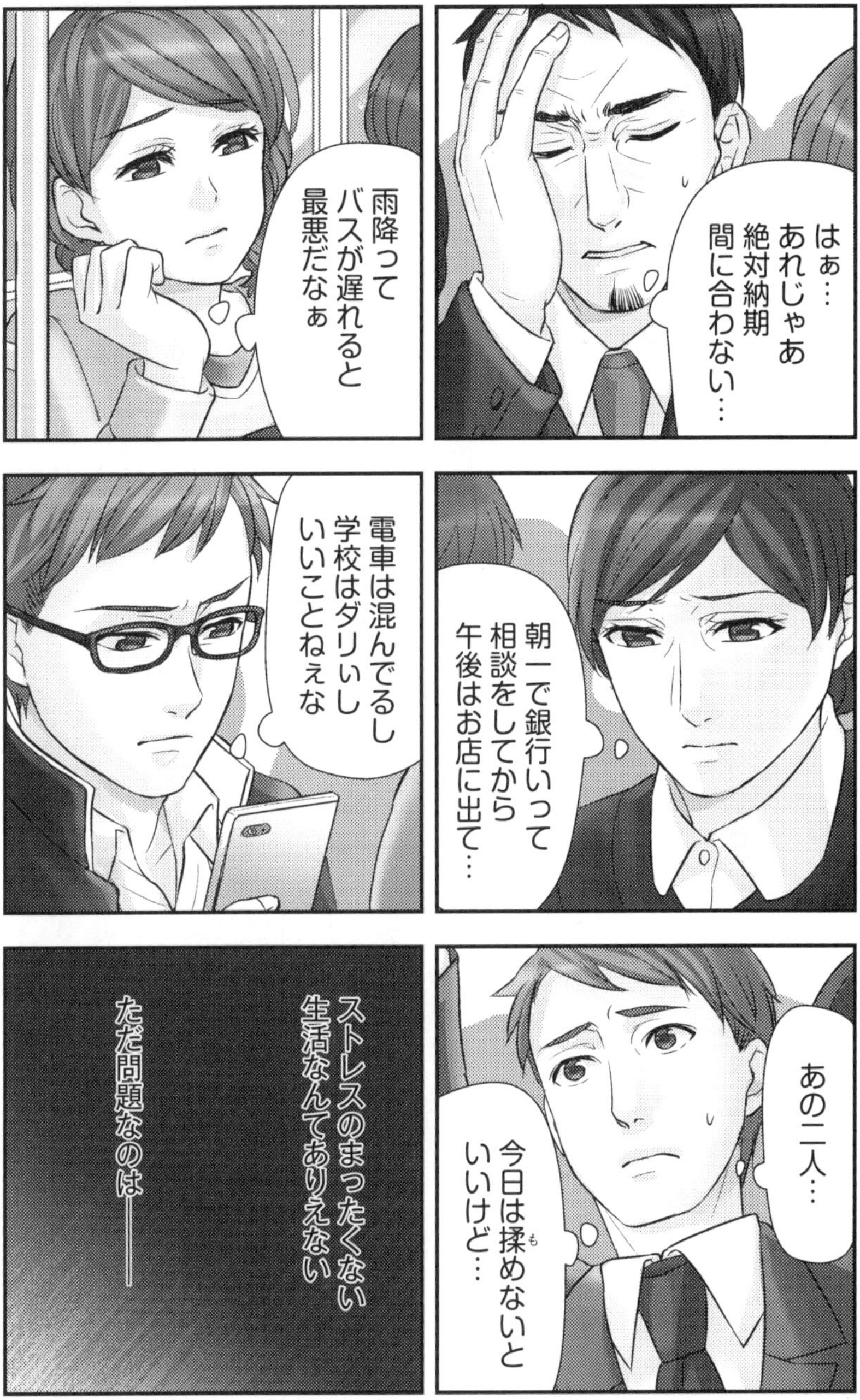

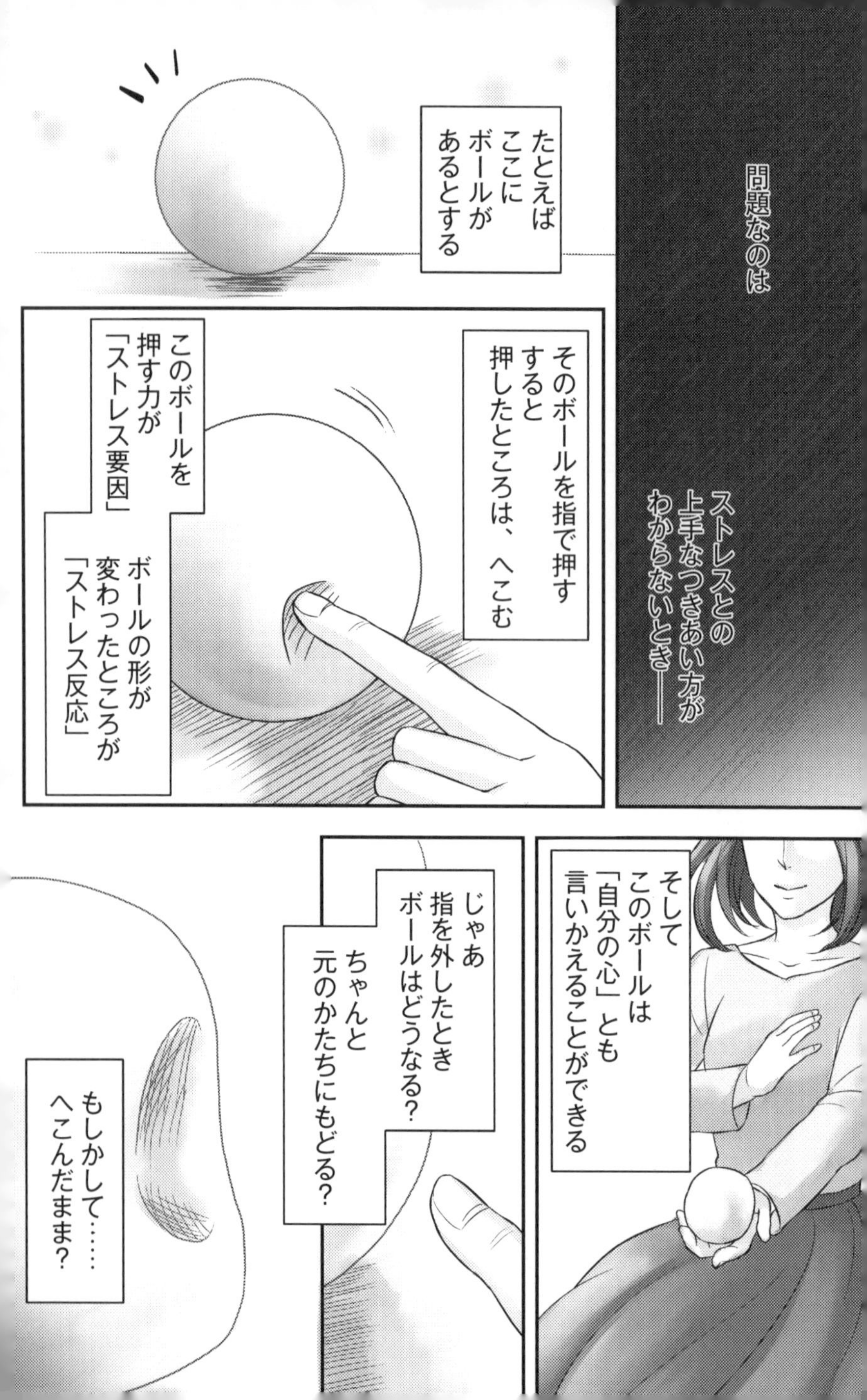
問題なのは
ストレスとの上手なつきあい方がわからないとき――
たとえばここにボールがあるとする
そのボールを指で押すすると押したところは、へこむ
このボールを押す力が「ストレス要因」
ボールの形が変わったところが「ストレス反応」
そしてこのボールは「自分の心」とも言いかえることができる
じゃあ指を外したときボールはどうなる？
ちゃんと元のかたちにもどる？
もしかして……へこんだまま？

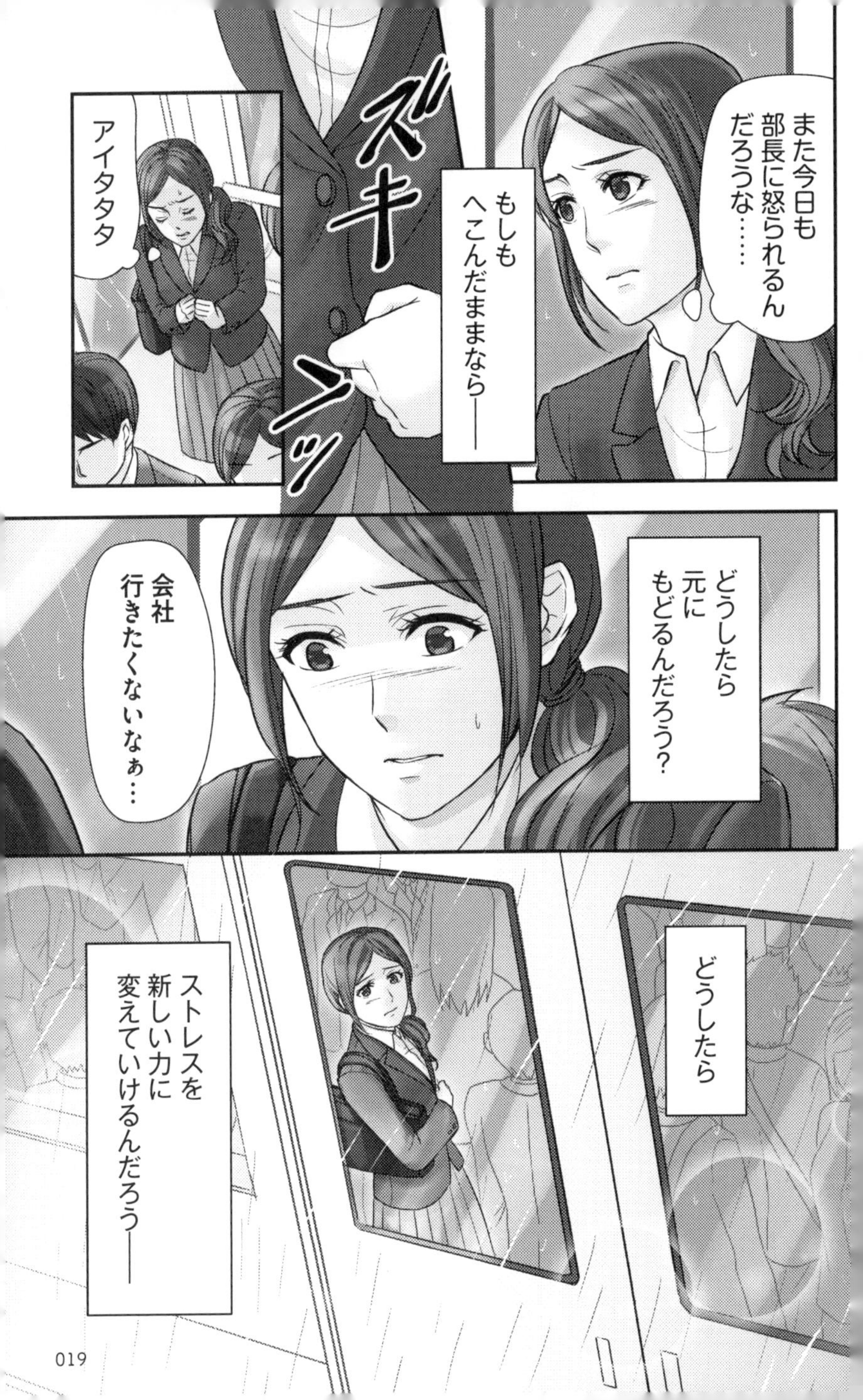

また今日も部長に怒られるんだろうな……
もしもへこんだままなら——
ズキンッ
アイタタタ
どうしたら元にもどるんだろう?
会社行きたくないなぁ…
どうしたら
ストレスを新しい力に変えていけるんだろう——

コミック 1「ダメな自分から脱け出す」

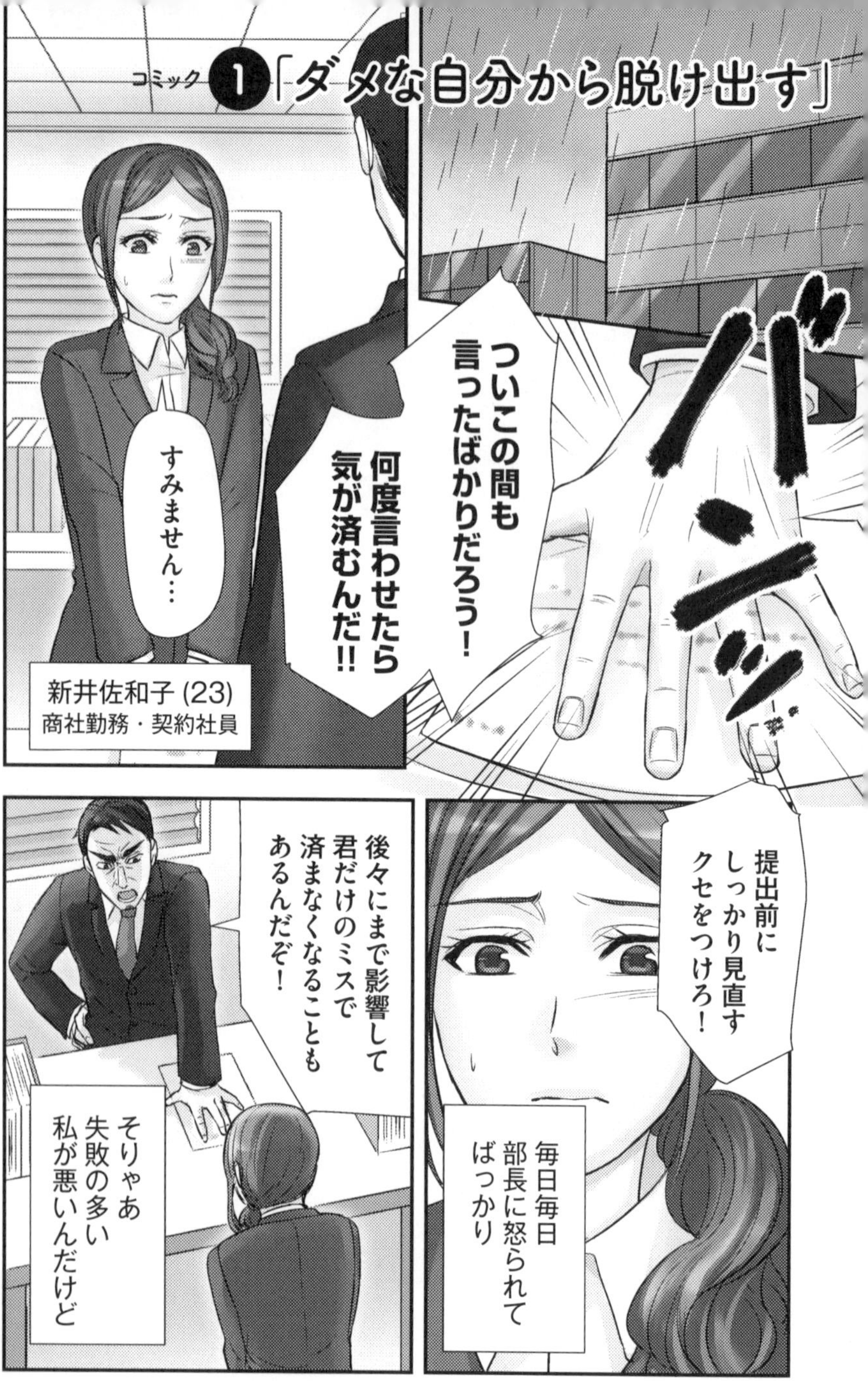

ついこの間も言ったばかりだろう！何度言わせたら気が済むんだ!!
すみません…
新井佐和子 (23)
商社勤務・契約社員
提出前にしっかり見直すクセをつけろ！
毎日毎日部長に怒られてばっかり
後々にまで影響して君だけのミスで済まなくなることもあるんだぞ！
そりゃあ失敗の多い私が悪いんだけど

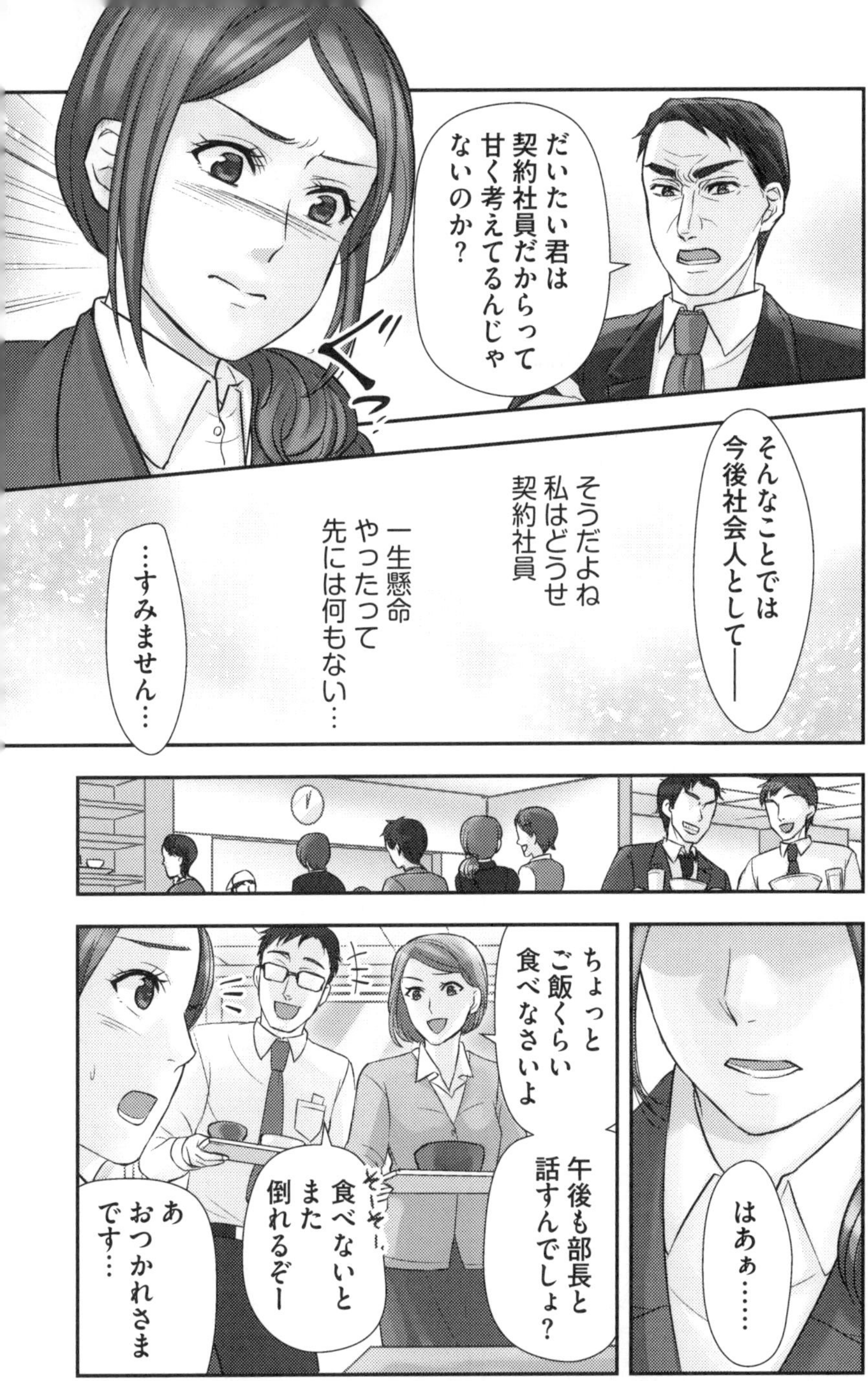
だいたい君は契約社員だからって甘く考えてるんじゃないのか?
そんなことでは今後社会人として——
そうだよね 私はどうせ契約社員
一生懸命やったって先には何もない…
…すみません…
はぁ……
ちょっとご飯くらい食べなさいよ
午後も部長と話すんでしょ?
食べないとまた倒れるぞー
あ おつかれさまです…

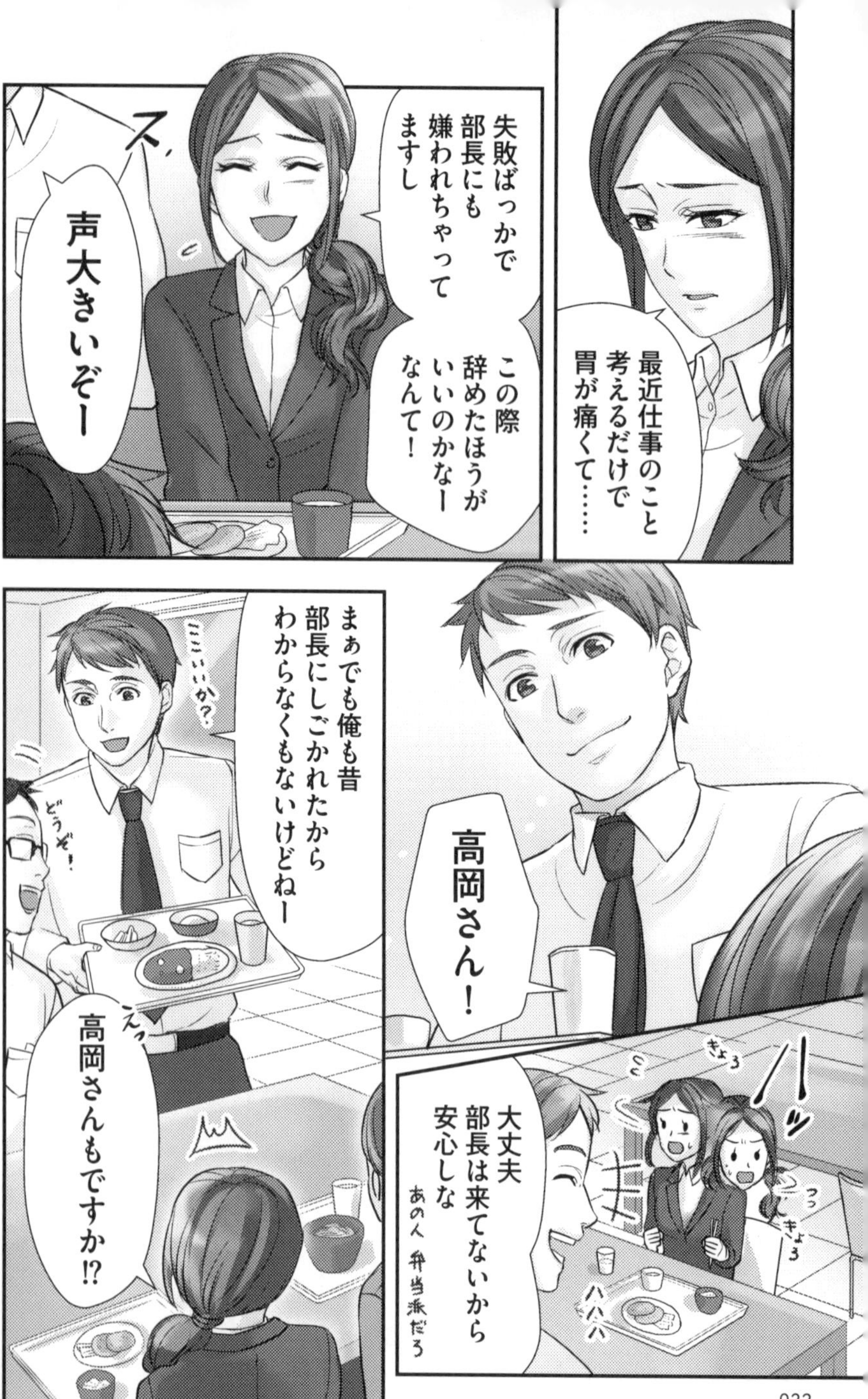
最近仕事のこと考えるだけで胃が痛くて……
失敗ばっかで部長にも嫌われちゃってますし
この際辞めたほうがいいのかなーなんて！
ス、
声大きいぞー
高岡さん！
まぁでも俺も昔部長にしごかれたからわからなくもないけどねー
ここいいか？
どうぞ！
えっ
高岡さんもですか!?
ハッ
きょろ
きょろ
大丈夫部長は来てないから安心しな
あの人弁当派だろ
ハハハ

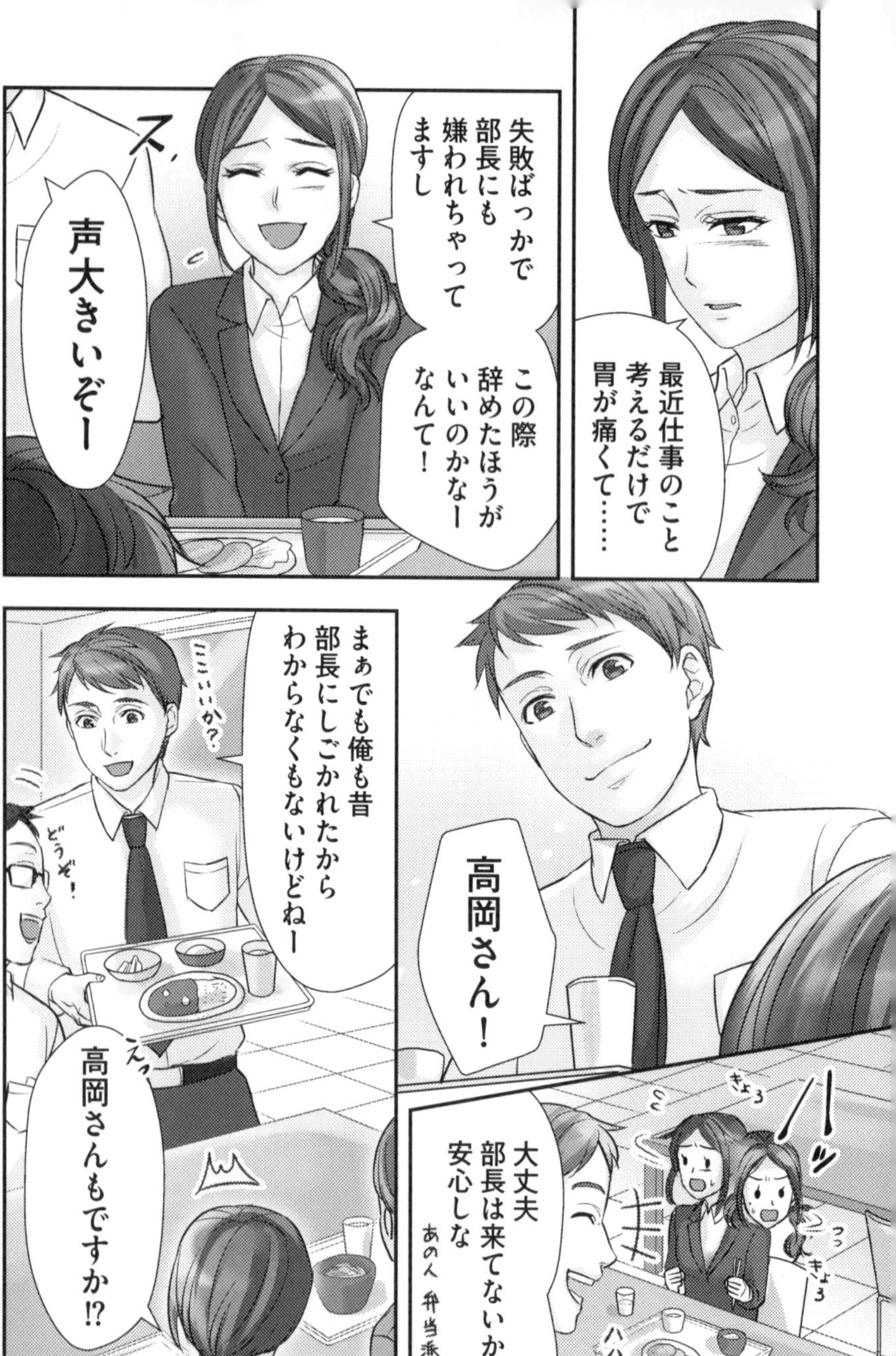

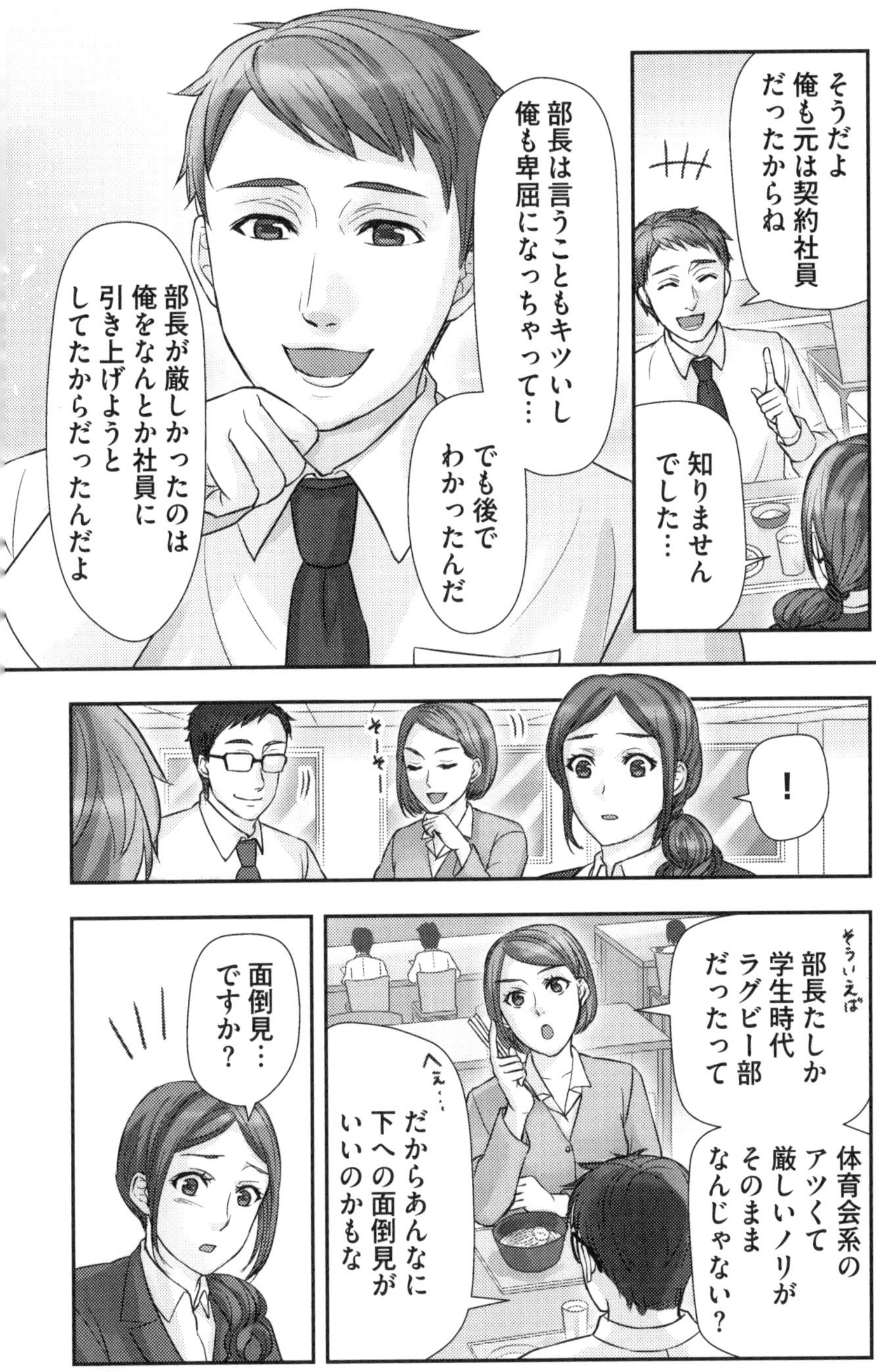
そうだよ
俺も元は契約社員
だったからね
知りません
でした…
部長は言うこともキツいし
俺も卑屈になっちゃって…
でも後で
わかったんだ
部長が厳しかったのは
俺をなんとか社員に
引き上げようと
してたからだったんだよ
!
そういえば
部長たしか
学生時代
ラグビー部
だったって
体育会系の
アツくて
厳しいノリが
そのまま
なんじゃない?
へえ…
だからあんなに
下への面倒見が
いいのかもな
面倒見…
ですか?

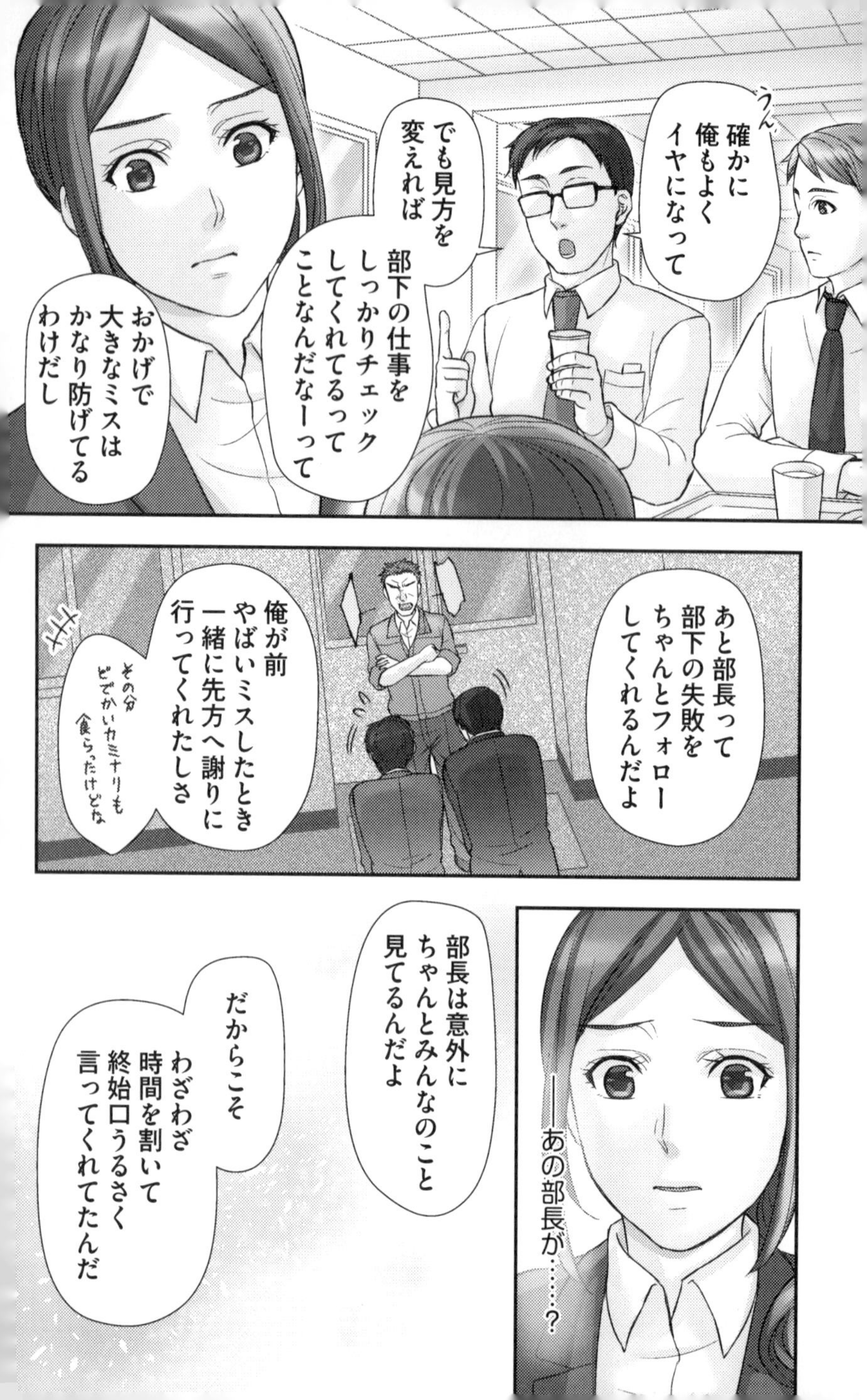
うん
確かに
俺もよく
イヤになって
でも見方を
変えれば
部下の仕事を
しっかりチェック
してくれてるって
ことなんだなーって
おかげで
大きなミスは
かなり防げてる
わけだし
あと部長って
部下の失敗を
ちゃんとフォロー
してくれるんだよ
俺が前
やばいミスしたとき
一緒に先方へ謝りに
行ってくれたしさ
その分
どでかいカミナリも
食らったけどな
部長は意外に
ちゃんとみんなのこと
見てるんだよ
だからこそ
わざわざ
時間を割いて
終始口うるさく
言ってくれてたんだ
──あの部長が……？

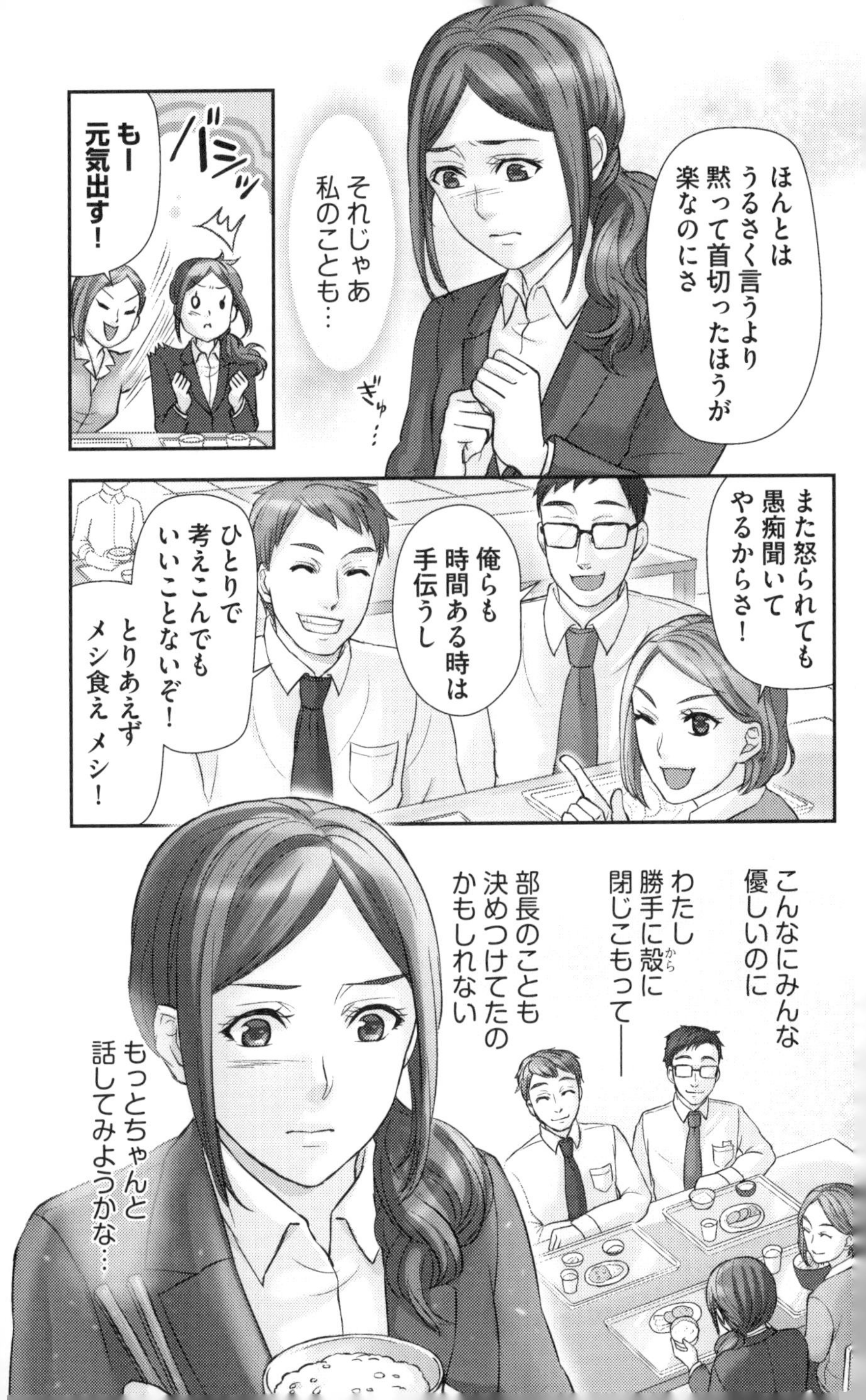
ほんとは
うるさく言うより
黙って首切ったほうが
楽なのにさ
それじゃあ
私のことも…
ぎゅ…
バシッ
もー
元気出す！
また怒られても
愚痴聞いて
やるからさ！
俺らも
時間ある時は
手伝うし
ひとりで
考えこんでも
いいことないぞ！
とりあえず
メシ食え メシ！
こんなにみんな
優しいのに
わたし
勝手に殻《から》に
閉じこもって――
部長のことも
決めつけてたの
かもしれない
もっとちゃんと
話してみようかな…

解説

01 ストレス要因とストレス反応

ストレスという言葉はカナダの生理学者ハンス・セリエが使い始めたものですが、よく使われるわりに、理解するのが難しい言葉でもあります。

それは、ストレスという言葉に、2つの意味があるからです。

ストレスの原因を意味する「ストレス要因（ストレッサー）」と、ストレス要因の影響を受けて生じた変化を意味する「ストレス反応」の二つです。

柔《やわ》らかいボールを指で押したときのことを、思い浮かべてみてください。

力が弱いときには、指で押したところが引っこみます。もう少し力を入れると、ボール全体が変形します。このときにボールに加えられた力がストレス要因、ボールの変形が、ストレス反応です。

ここで、「柔らかいボール」と書きましたが、柔らかさにもいろいろあります。同じ力を受けても、ボールの材質や硬さによってに変化の仕方やその程度は違い、つまり個別性があります。

このように、ストレスという言葉の中にはいくつかの意味が含まれていて、ストレスの原因になるストレス要因、その結果のストレス反応、そしてボールの材質や硬さといった個別の要因を考えていく必要があります。

つまり、ストレスに対処するためには、ストレス要因とストレス反応、そして個別性の3つについて考えていくことが役に立ちます。

それは、私たちの身体やこころとストレスの関係を考えているときにも同じです。

生活をしていると、私たちは、寒さや暑さなどの気候、生活環境、仕事の負荷、人間関係など、さまざまなストレス要因の影響を受けます。

もちろん、適度なストレスは私たちの生活を円滑《えんかつ》に進めていくために必要なものでもあります。

まったくストレスのない環境では、仕事の効率が落ちることはよく知られています。

持っている力を十分に発揮できるようにするためには、適度なストレスが必要なのです。

これを「ユーストレス」といいます。

しかし、ストレス要因の負荷が強くなりすぎると好ましくない反応が私たちのこころや体に起きてきます。

こうした好ましくないストレス要因を「ディストレス」と呼びますが、それには、「ライフイベント」と呼ばれる進学や就職、転勤や転居、多額の借金など大きな出来事がよく知られています。

このほかに、仕事上のささいなミスや他の人との意見の食い違いなど、日常のこまごまとした出来事もディストレスになってきます。

こまごまとした出来事は、専門的には「デイリー・ハッスルズ」と呼ばれています。こうした出来事は、一見ささいな問題のように思えても、それが繰り返されると、想像以上に大きなプレッシャーを感じるようになってきます。

ストレス評価表

私たちの生活の中では、どのようなことがストレスになるのでしょうか。人によってそれぞれ違う面もありますが、ホルムスとレイという２人のアメリカの精神科医がつくったストレスの評価表がよく知られています。

それによれば、配偶者との死別が一番ストレスが強くて１００点とされています。それに続いて離婚（73点）、夫婦の別居（65点）、親族との死別（63点）、病気など（53点）、解雇（47点）と、つらい体験が挙げられています。これを見ると、私たちは夫婦関係などの人間関係でストレスを感じる程度が強いようです。

これはアメリカでのデータですが、おそらく日本にも共通する部分が多いと考えられます。

高齢社会を迎えたわが国では、毎年、多くの人が定年退職を迎えています。

この表からは、そうした人たちが定年前後の生活の変化やストレスを乗り越え、定年後の人生を充実して送るためにも、配偶者のことをこれまで以上に思いやり、お互いに助け

ストレス評価表

順位	ライフイベント	ストレス	順位	ライフイベント	ストレス
1	配偶者との死別	100	23	子どもの独立 （進学、結婚など）	29
2	離婚	73	24	法律上のトラブル	29
3	夫婦の別居	65	25	個人的な大きな成功、 業績達成	28
4	拘留、刑務所への収監	63	26	配偶者の就職や退職	26
5	身近な家族との死別	63	27	入学、卒業	26
6	病気など	53	28	生活環境の変化	25
7	結婚	50	29	個人的な習慣の見直し （服装、マナーなど）	24
8	解雇	47	30	上司とのトラブル	23
9	夫婦関係の和解調停	45	31	労働条件や勤務時間の変化	20
10	定年退職、引退	45	32	転居、引っ越し	20
11	家族の病気	44	33	転校	20
12	妊娠	40	34	娯楽の傾向や量の変化	19
13	性の悩み	39	35	宗教活動の変化	19
14	家族の増加 （出産、養子縁組など）	39	36	社会活動の変化	18
15	仕事の見直し （合併、倒産など）	39	37	少額の借金・ローン （テレビ、冷蔵庫の購入など）	17
16	財政状況の変化	38	38	睡眠習慣の変化	16
17	親友の死	37	39	家族が顔を合わせる 回数の変化	15
18	難しい職種、業種への転職	36	40	食習慣の変化	15
19	夫婦喧嘩 （子育てや個人的な習慣について）	35	41	長期休暇	13
20	多額の借金・ローン （マイホームの購入など）	31	42	クリスマス	12
21	借金・ローンによる質流れ	30	43	ちょっとした規則違反 （交通違反など）	11
22	仕事上の責任の変化 （昇進、左遷、転勤など）	29			

出典元：Holmes, T.H., and Rahe, R.H.(1967). The Social Readjustment Rating Scale. Journal of Psychosomatic Research, 11, 213-218.

合えるような関係を築くことが大切になるということがわかります。ちなみに、定年退職のストレス度は45点です。

ホルムスとレイのストレス評価表を見ていて、もう一つ気づくのは、一般的に「よい」と考えられている体験をしたときにも、私たちはストレスを感じるということです。

結婚は50点で、解雇よりもストレス度が高くなっていますし、妊娠（40点）や出産（39点）も強いストレスを感じる体験のリストの中に入っています。

このように、よいと考えられている体験がストレスになるのは、どうしてなのでしょうか。

一番大きい理由は、環境の変化です。

結婚の場合は、これまでなじんだ家族から離れて新しい家庭を築いていかなくてはなりません。

アメリカ留学中の私の恩師の一人で、ペンシルバニア大学の教授だったアーロン・ベック博士が『Love Is Never Enough（愛だけではけっして十分でない）』という本を書いています。夫婦にとって愛はもちろんのこと、お互いの気持ちや考えを理解して助け合っていけるような冷静さも大切だという内容の本です。

結婚をして愛している人と一緒に生活できるのは嬉しい反面、それまでの経験が違う相手と一緒に新しい生活を築いていくのは思いのほか大変な面もあるのです。

妊娠や出産もまた心身両面の負担が大きい体験ですが、こうしたよい体験の場合は、まわりの人たちから祝福されるために、つらい気持ちをまわりの人たちに相談しづらくなるので注意しなくてはなりません。

しかも、祝福するみんなの期待にそえない自分が情けなく思えて、自分を責めるようにもなってきます。

そうしたときには、つらい気持ちを親しい人に相談する勇気、そしてまわりの人たちは、そうしたつらさを感じとる思いやりが大切になります。

ストレスによって起こる変調

ここではストレス反応について説明することにします。ストレス反応というのは、さまざまなストレス要因の結果、精神面や肉体面に現れてきた変調のことです。

精神面の変化では、うつや不安がよく知られています。

「うつ」というのは、こころのエネルギーが低下した状態で、気分がふさぎこんだり、何かをする意欲がなくなったり、何をしても楽しいと感じられなかったりするようになります。

「不安」というのは、危険なことが自分に迫っているように感じて落ちつかなくなっている状態です。そのために必要以上に警戒心が強くなって、活動範囲も狭くなってきます。

こうした状態はそれ自体が苦しいものですが、このように精神的に不安定な状態になると、体のバランスも崩《くず》れてきます。

睡眠のリズムが乱れてきて、寝つきが悪くなったり、夜中に目が覚めたりするようになります。

身体が疲れやすく重く感じたり、頭痛がしたり、胃腸の調子が悪くなったり、食欲が落ちてきたり、痩せてきたり、実に様々な変調が体に生じてきます。

こころと体は、自律神経や免疫、ホルモンなどの働きを通して密接に関連しているのです。

その一例を紹介しましょう。もう30年近く前になりますが、一流の医学雑誌の一ページ全面に、一人の老人がベンチに座っている写真が大きく掲載されました。学術雑誌としては異例ともいえる大きい写真に驚いた読者も多かったのですが、それは、同時に掲載された論文を象徴的に表現した写真でした。

その論文は、ストレスを強く感じているときには、免疫の働きが低下して風邪を引きやすくなるということを証明したものでした。

その実験には４００人以上の人たちが参加しました。

その人たちにアンケートをして、それぞれの人が体験しているストレスの程度を調べた上で、その人たちの鼻の粘膜《ねんまく》に一定量の風邪のウィルスを垂《た》らしたのです。

同じ濃度の風邪のウィルスにさらされたときに、ストレスの程度で風邪へのかかりやすさが違うかどうかを調べるための実験です。

その結果、ストレスを強く感じている人ほど風邪にかかりやすいことがわかりました。

ストレスを強く感じすぎているときにはそれだけ、ウィルスや細菌を排除する免疫の働きが落ちているのです。

このほかにも、ストレスを強く感じすぎると、自律神経などのバランスが崩れて、心筋《しんきん》梗塞《こうそく》などの心臓疾患《しっかん》にかかりやすくなるということもわかっています。

このように、ストレス対策は、精神面はもちろん身体面の健康のためにも大切なのです。

ストレスと人間関係

ストレスを強く感じていると、精神面だけでなく身体面のバランスも崩れてきますが、そのときには人間関係が大きな役割を果たしています。

「ブロークンハートシンドローム」という言葉があります。「ブロークンハート」というのは、失恋して、こころが張《は》り裂《さ》けるような苦しみを感じている状態を指す言葉です。

ただ、この場合は若い人の失恋を言っているわけではありません。高齢者の方が配偶者と死別したときの状態を表現するために使っている言葉なのです。

長く連《つ》れ添ってきた配偶者と死別するのは、とてもつらいことです。こころが壊《こわ》れてしまうような苦しみを体験することになります。

しかも、その苦しみは精神的なものだけではありません。

高齢になって配偶者を亡くした人は、その半年以内に心筋梗塞で亡くなることが多いことがわかったのです。文字通り、心臓が壊れてしまうのです。

親しい人との別れはそれほど強く、心身の健康に好ましくない影響を及ぼします。

ただ、そうした影響にも男女差があり、男性のほうが影響を強く受けるようです。

女性は、実際に心臓疾患で命を落とすまでになる人は少なく、体調の悪さを訴える人が多かったそうです。女性の場合は、そのように体調の悪さを訴えることで、他の人とつながりを持ち続けられるようになることが、よい結果につながっているのではないかと考えることができます。

人間関係、それもよい人間関係が心身の健康によい影響を及ぼすことを裏づける医学的な研究はたくさんあります。

なかでも、スピーゲルというアメリカの研究者が、転移した乳がんの患者さんに協力してもらって行った研究は有名です。

スピーゲルがこの研究を始めたのは、乳がんの患者さんの精神的なストレスを和《やわ》らげたいと考えてのことでした。

患者さんは2つのグループに分けられて、一つのグループの人たちはこれまで通りの医学的な治療を受け続けました。

もう一つのグループの人たちには、そうした医学的治療に加えてお互いに困ったことを相談し合える「支え合いのグループ」をつくって参加してもらうことにしたのです。

そして1年後、2年後と様子を調べると、スピーゲルが予想したように、「支え合いのグループ」に参加した人たちの精神的なストレスは軽くなっていました。

そして、さらに4年、5年と調査を続けたところ、「支え合いのグループ」に参加している人たちの死亡率が、そうでない人たちのデータよりも明らかに低くなっていることがわかりました。

このように、人間的な支えは心身の健康にとても大切な役割を果たしているのです。

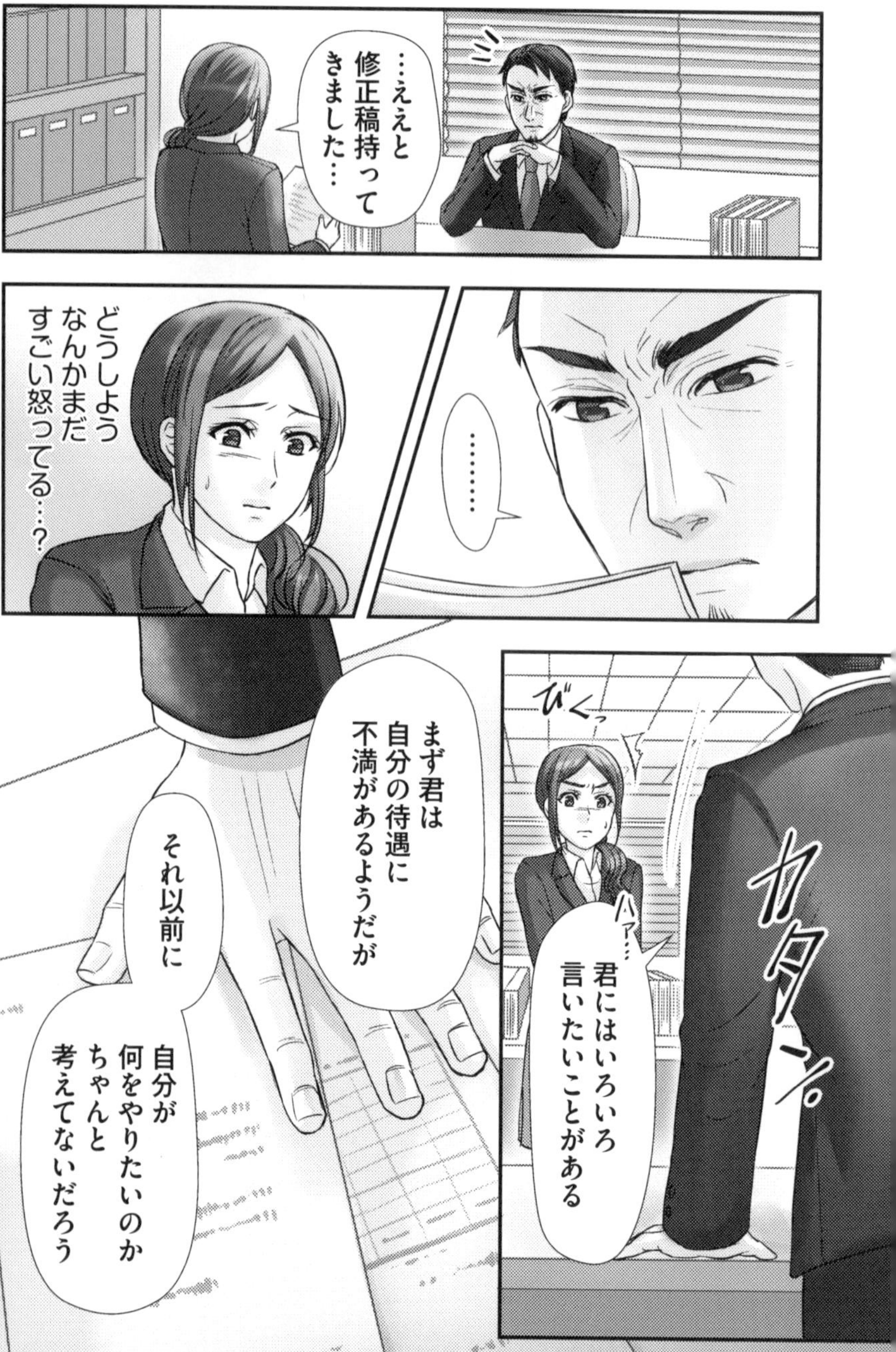

……ええと修正稿持ってきました…
………
どうしよう
なんかまだ
すごい怒ってる…？
カターン
びくっ
ハァ…
君にはいろいろ言いたいことがある
まず君は自分の待遇に不満があるようだが
それ以前に
自分が何をやりたいのかちゃんと考えてないだろう

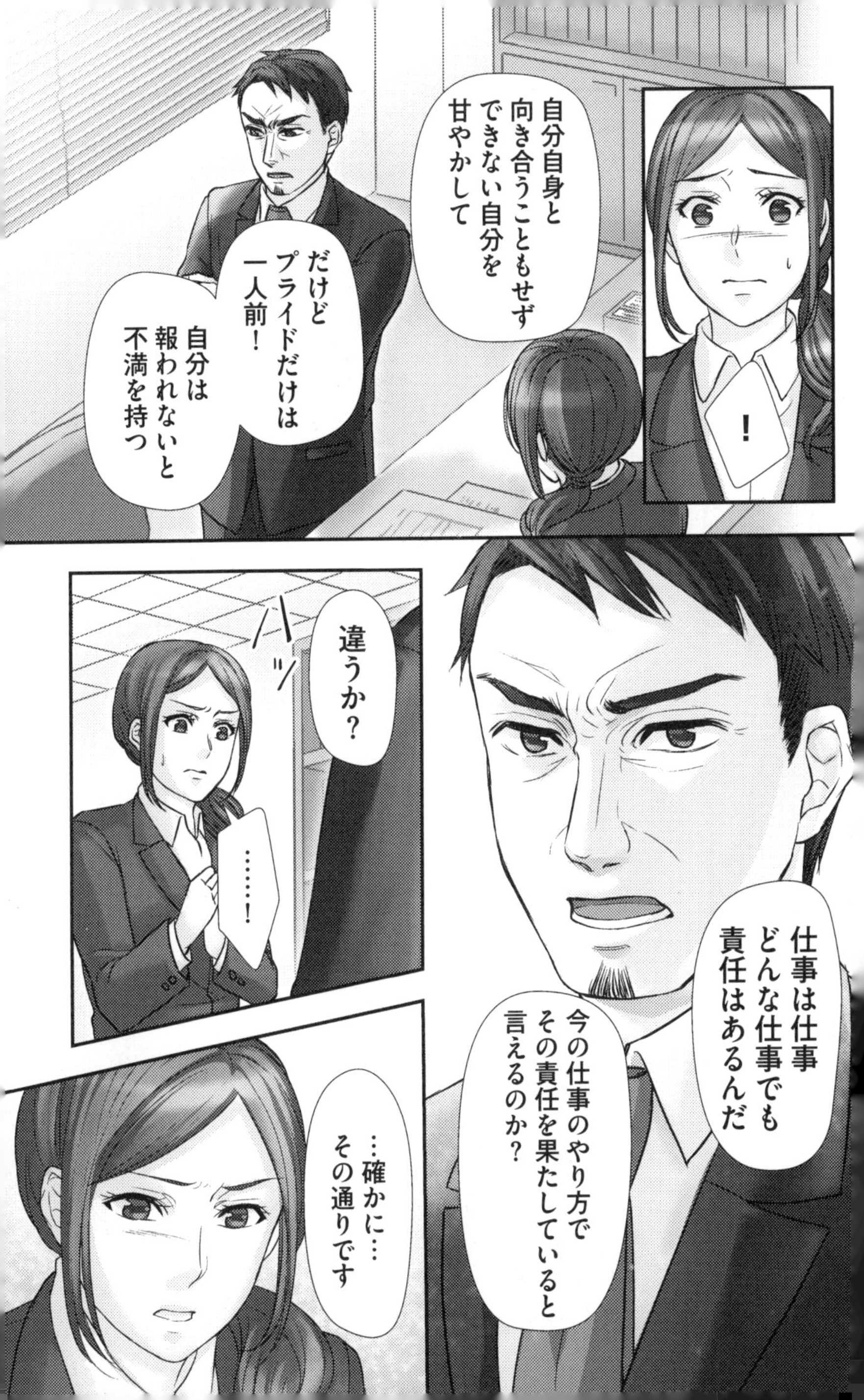
自分自身と向き合うこともせずできない自分を甘やかして
！
だけどプライドだけは一人前！
自分は報われないと不満を持つ
仕事は仕事どんな仕事でも責任はあるんだ
今の仕事のやり方でその責任を果たしていると言えるのか？
違うか？
ハッ
……！
…確かに……その通りです

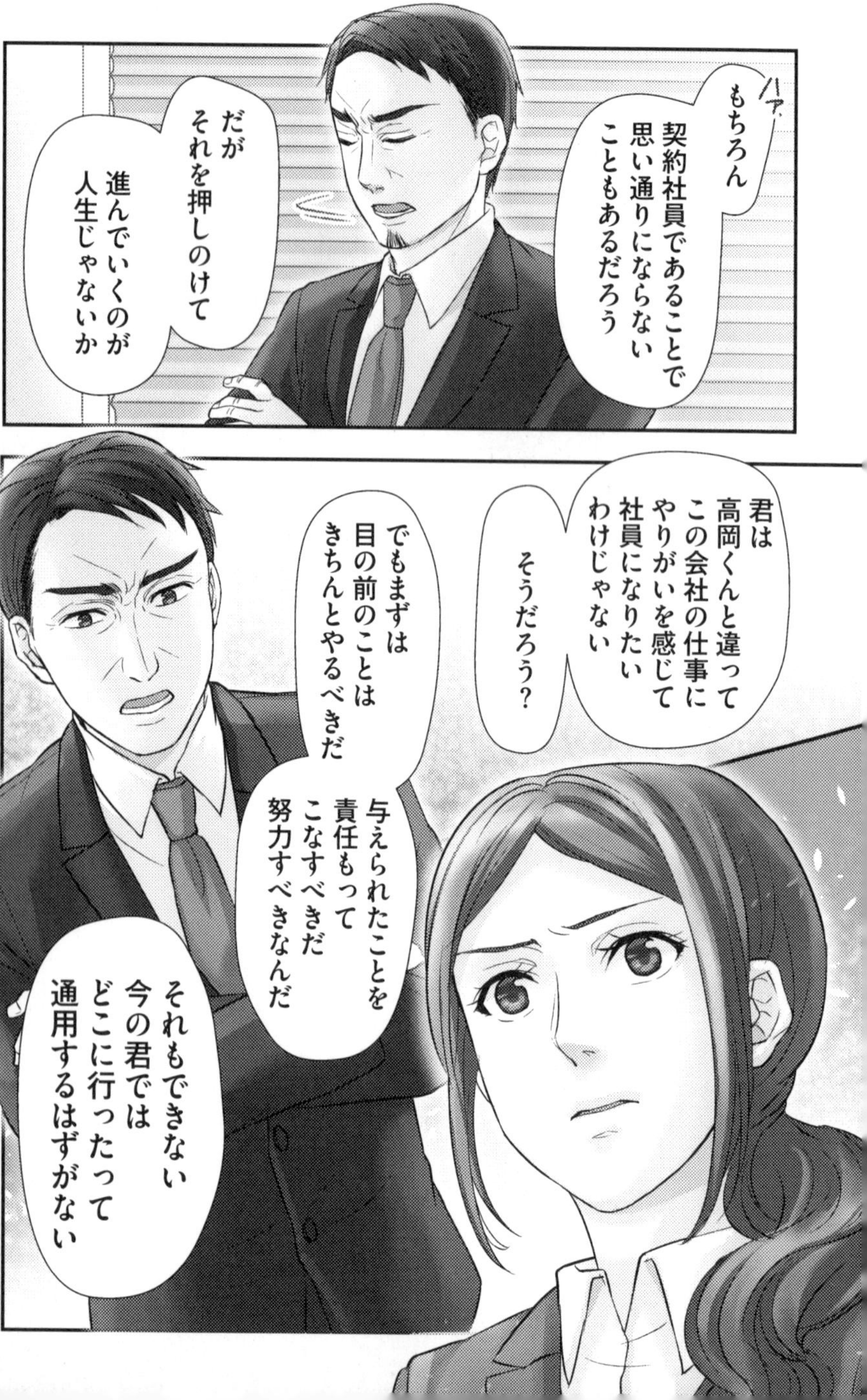
ハァ
もちろん契約社員であることで思い通りにならないこともあるだろう
だがそれを押しのけて進んでいくのが人生じゃないか
君は高岡くんと違ってこの会社の仕事にやりがいを感じて社員になりたいわけじゃない
そうだろう?
でもまずは目の前のことはきちんとやるべきだ
与えられたことを責任もってこなすべきだ努力すべきなんだ
それもできない今の君ではどこに行ったって通用するはずがない

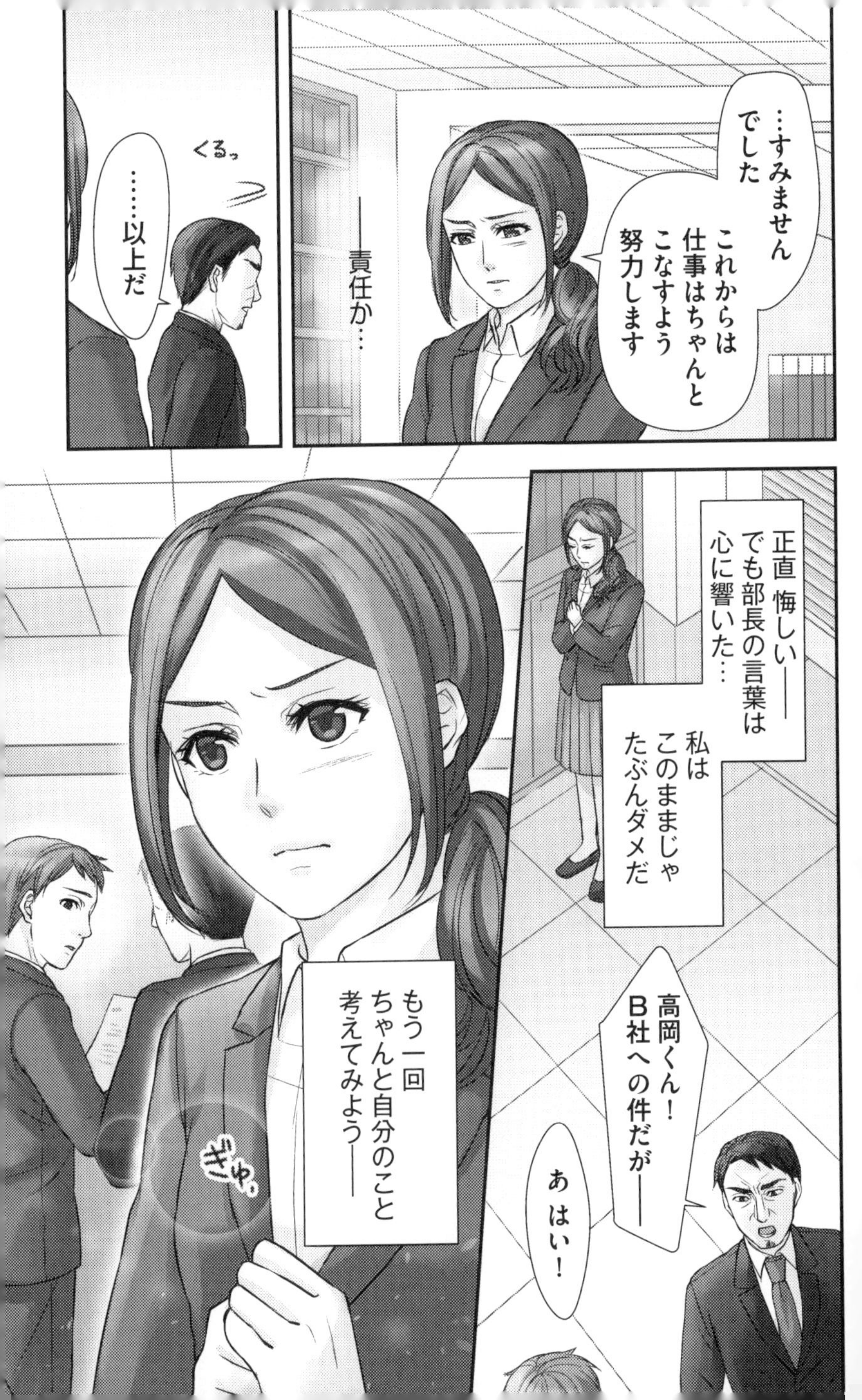
…すみません
でした
これからは
仕事はちゃんと
こなすよう
努力します
――責任か…
くるっ
……以上だ
正直 悔しい――
でも部長の言葉は
心に響いた…
私は
このままじゃ
たぶんダメだ
高岡くん！
B社への件だが――
あ はい！
もう一回
ちゃんと自分のこと
考えてみよう――
ぎゅ。

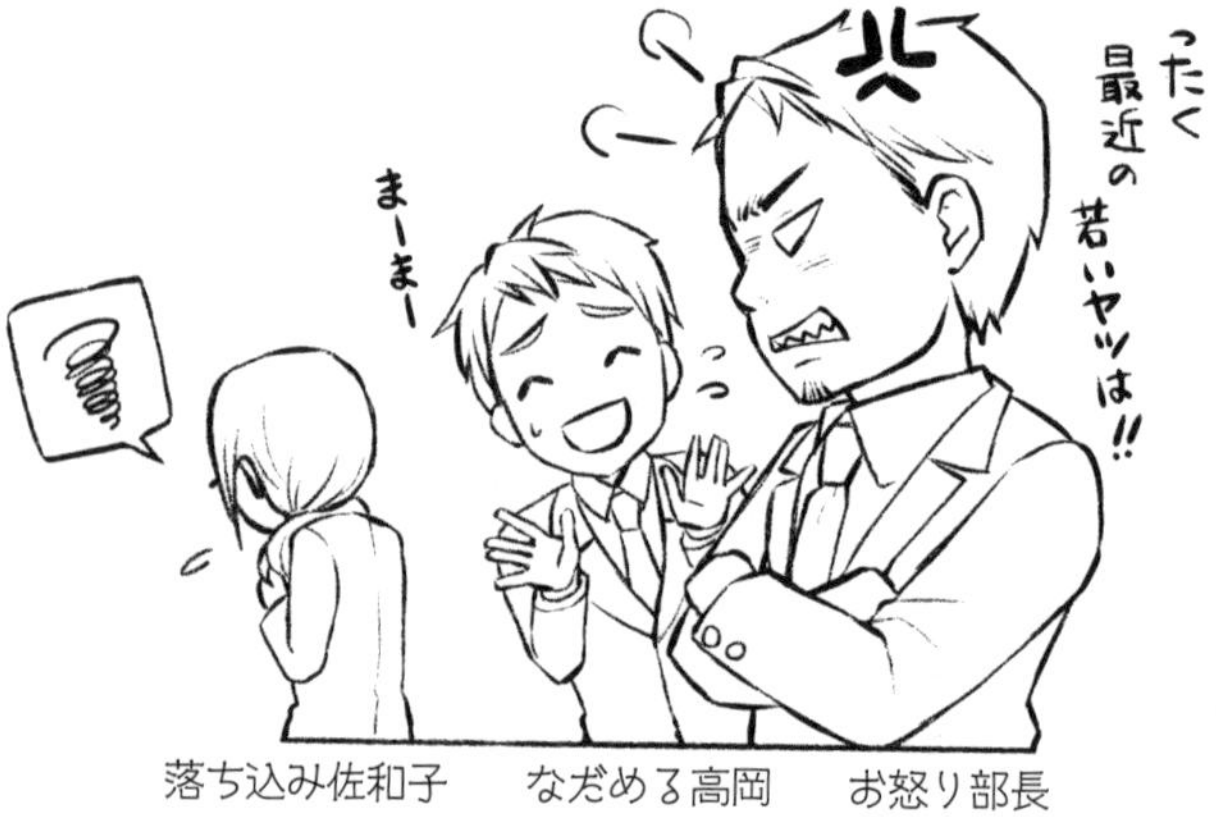

落ち込み佐和子　なだめる高岡　お怒り部長

Chapter
2

うまくいかない関係を変える

コミック 2「違う性格を理解する」

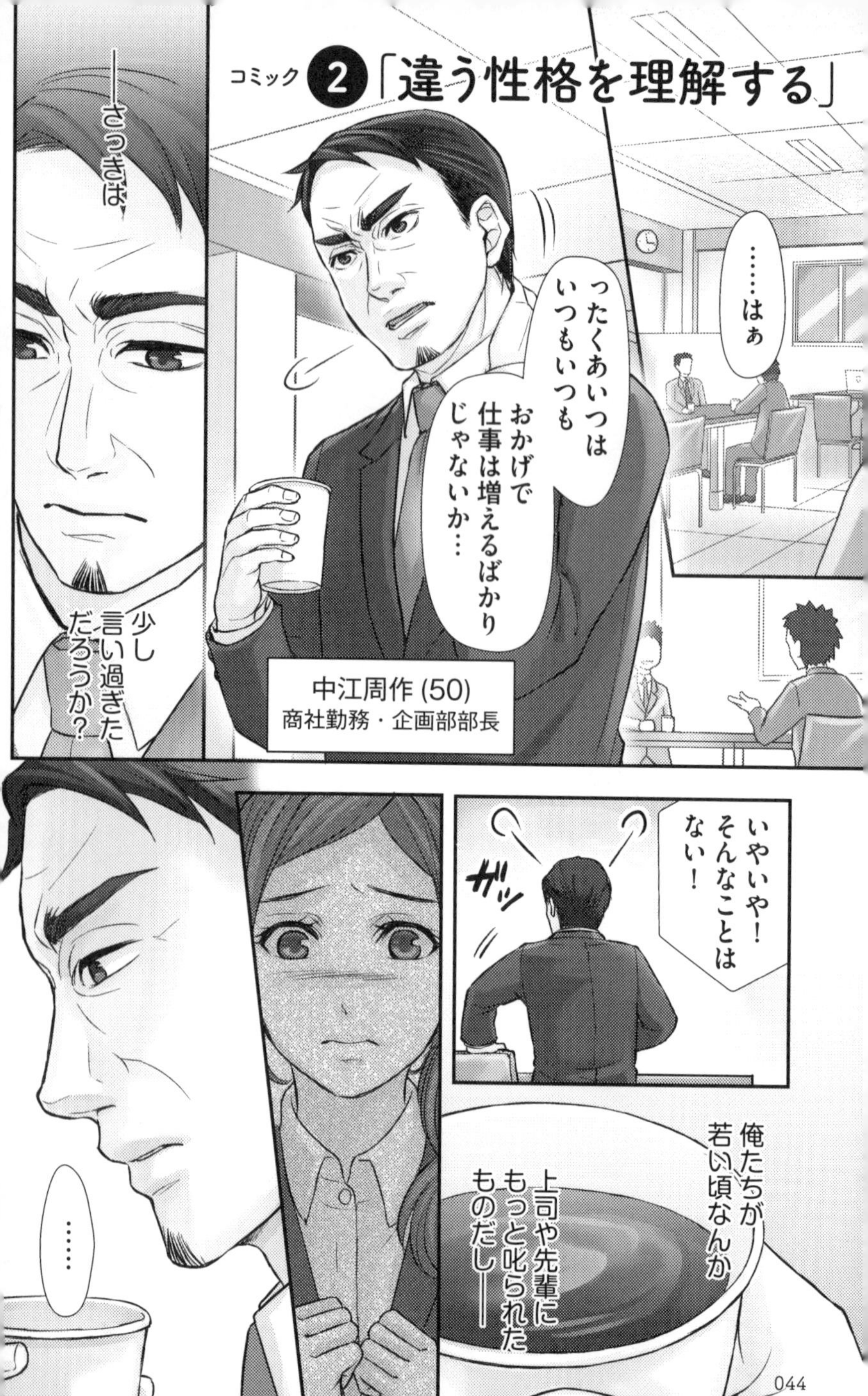

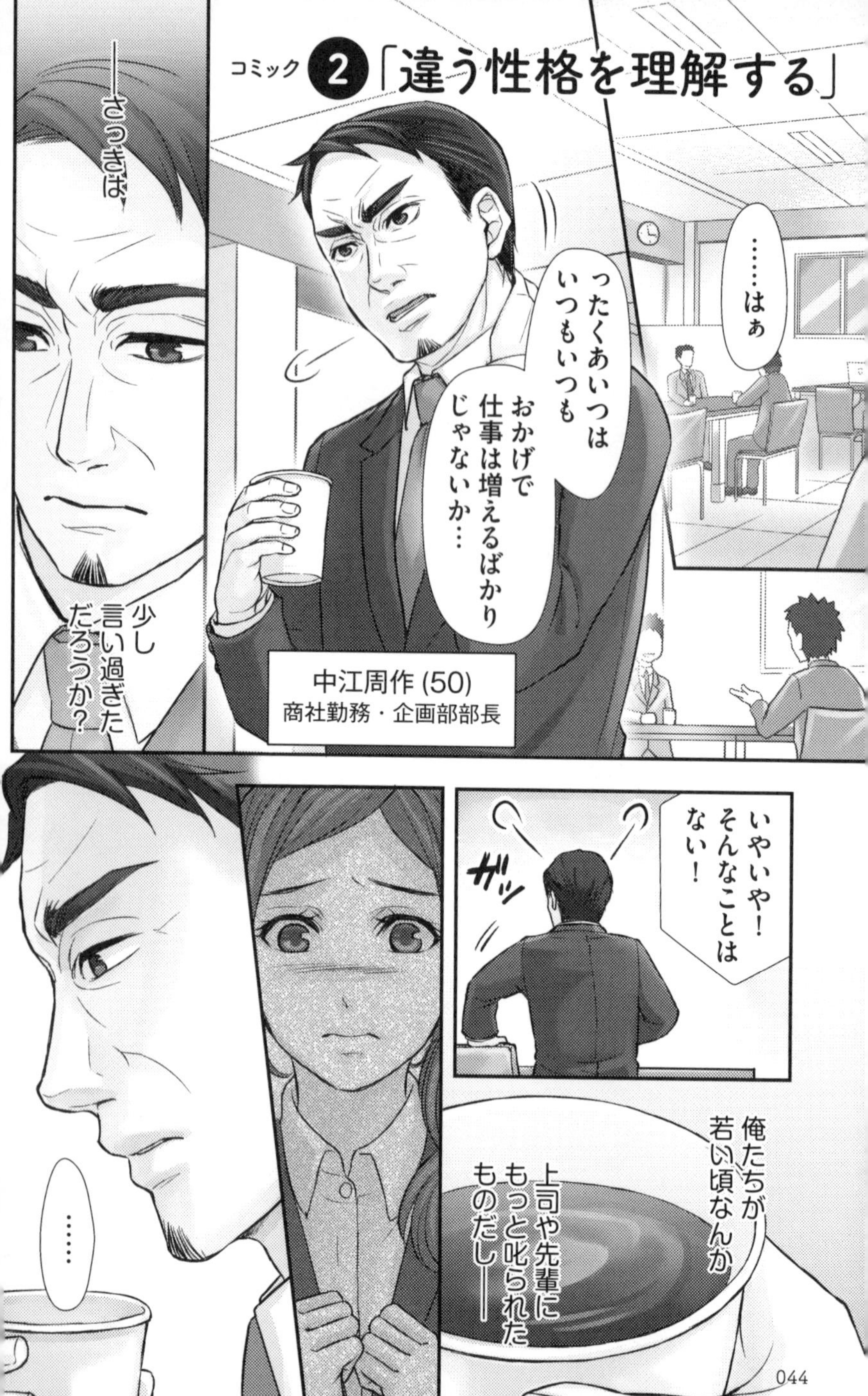

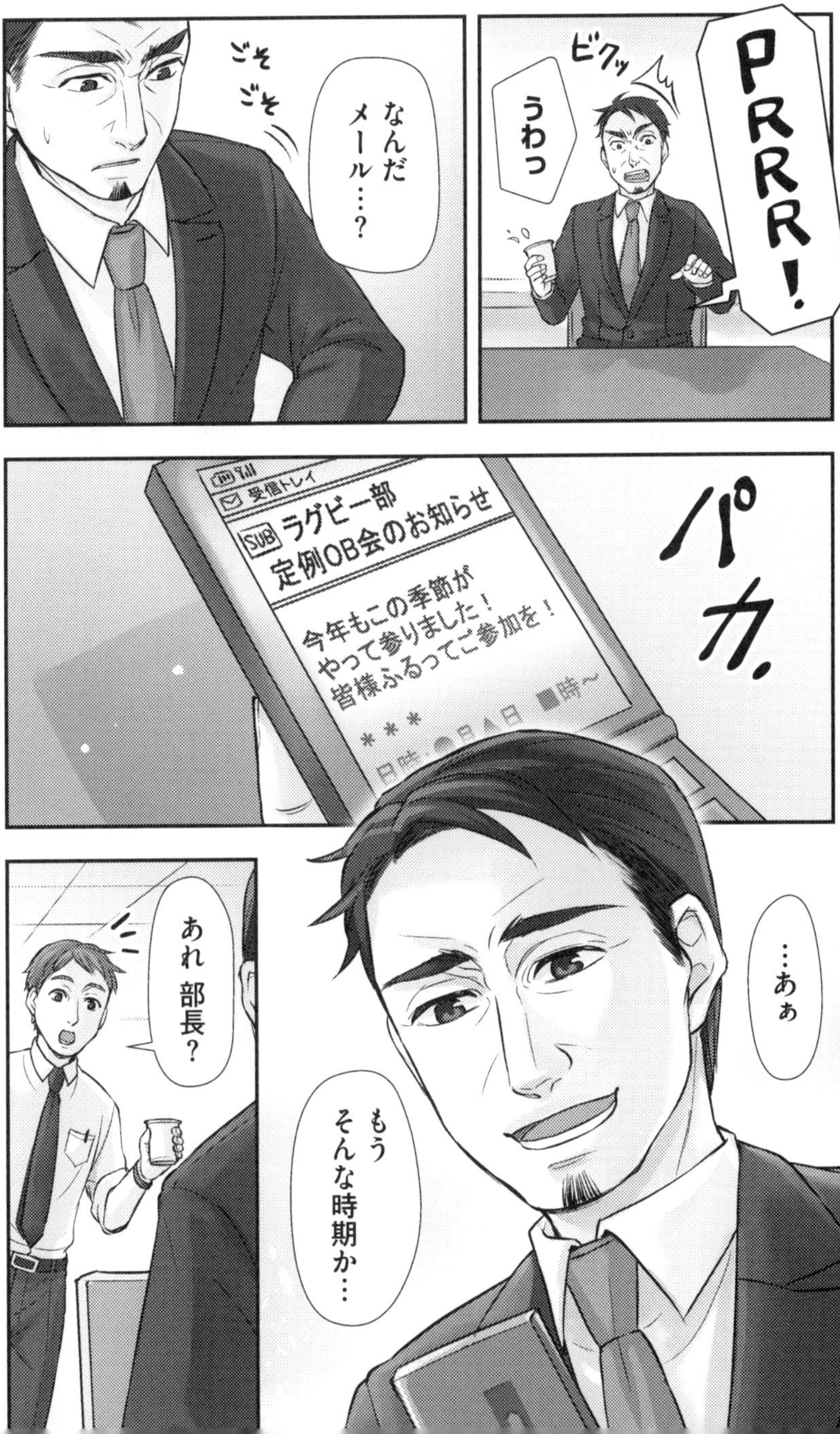
PRRR!
ビクッ
うわっ
ごそ
ごそ
なんだメール…？
パカ
受信トレイ
SUB ラグビー部
定例OB会のお知らせ
今年もこの季節がやって参りました！
皆様ふるってご参加を！
＊＊＊
…あぁ
もうそんな時期か…
あれ 部長？

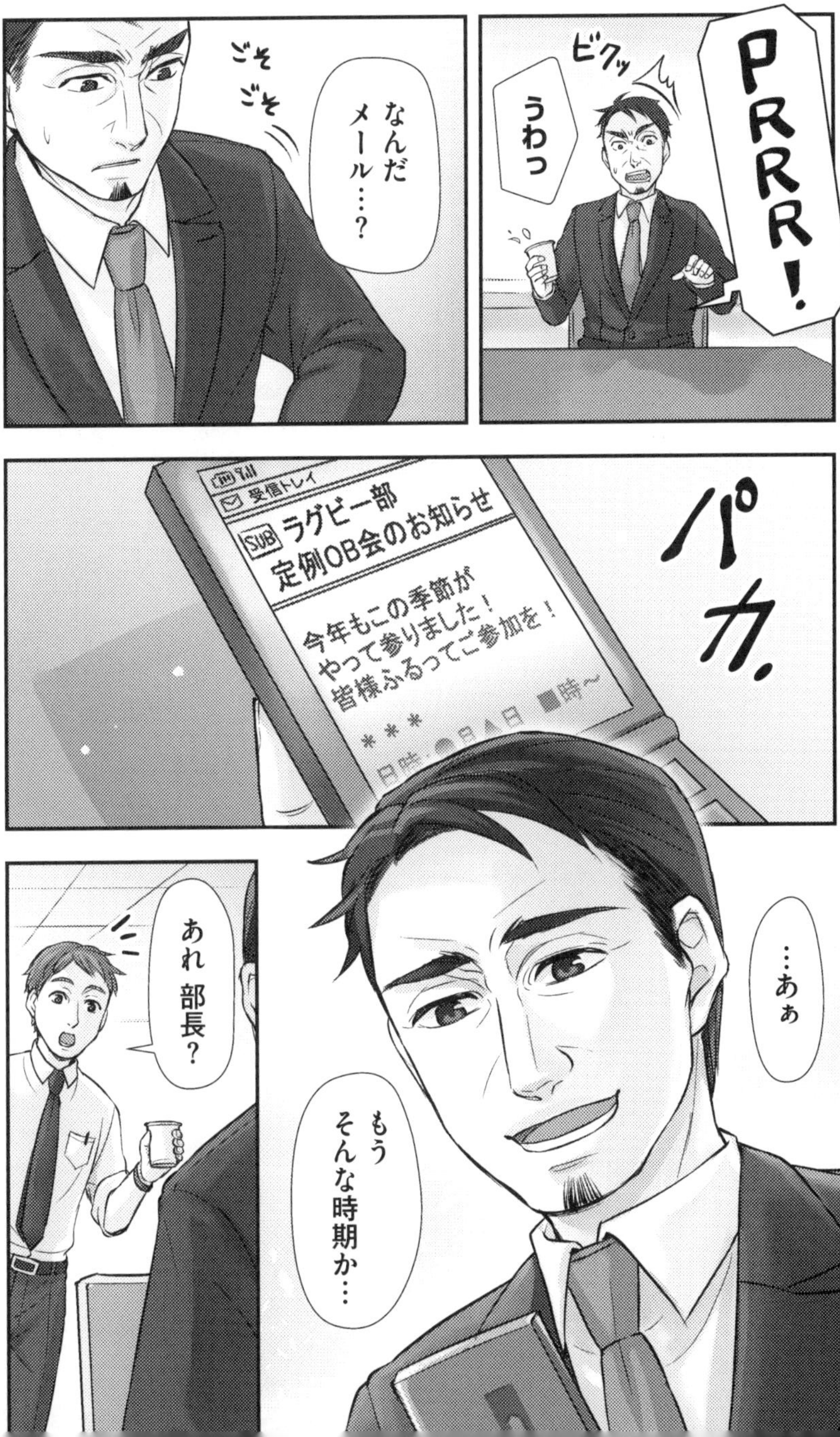

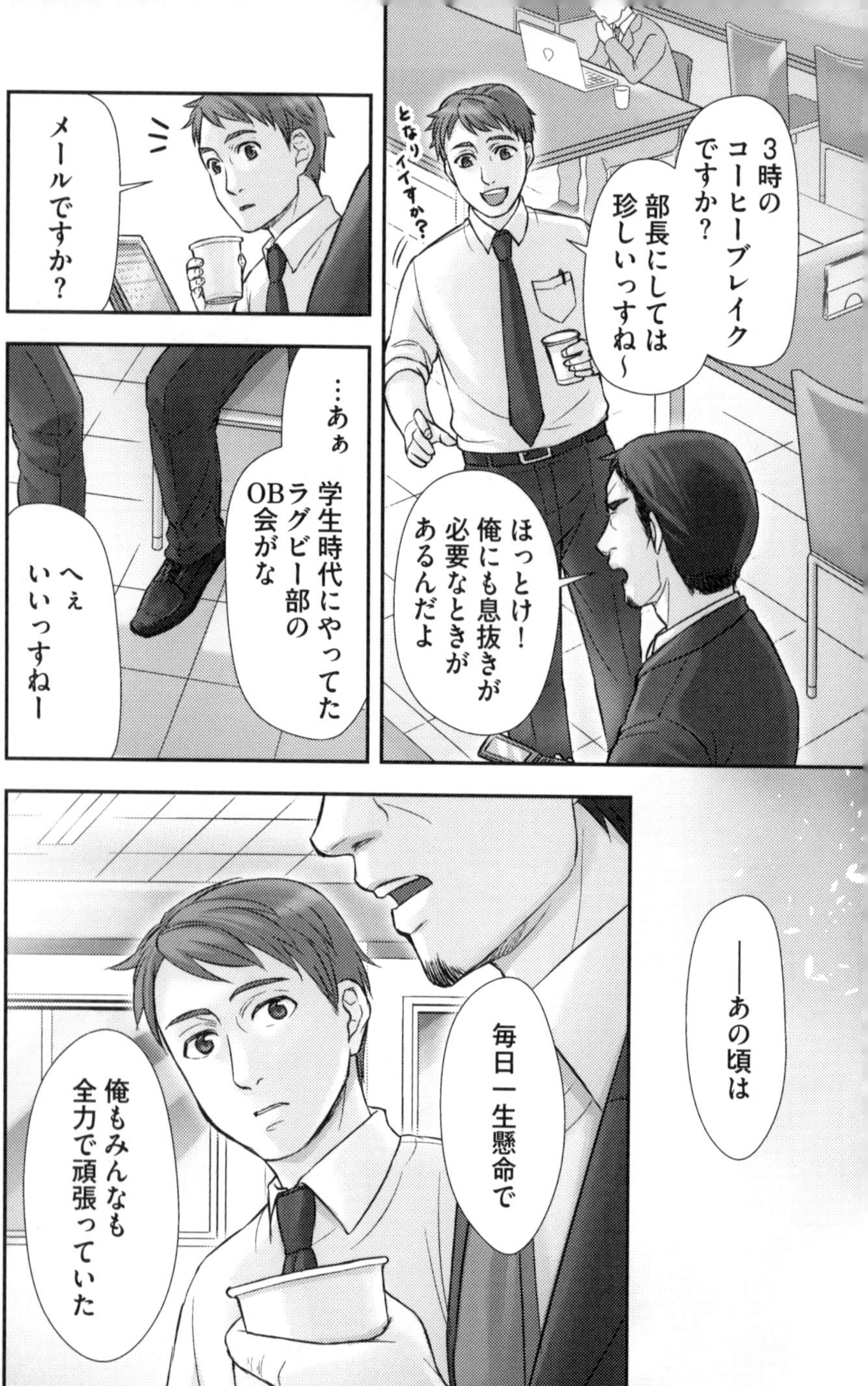
3時のコーヒーブレイクですか？
部長にしては珍しいっすね～
となりイイすか？
ほっとけ！
俺にも息抜きが必要なときがあるんだよ
メールですか？
…あぁ
学生時代にやってたラグビー部のOB会がな
へぇ
いいっすねー
――あの頃は
毎日一生懸命で
俺もみんなも全力で頑張っていた

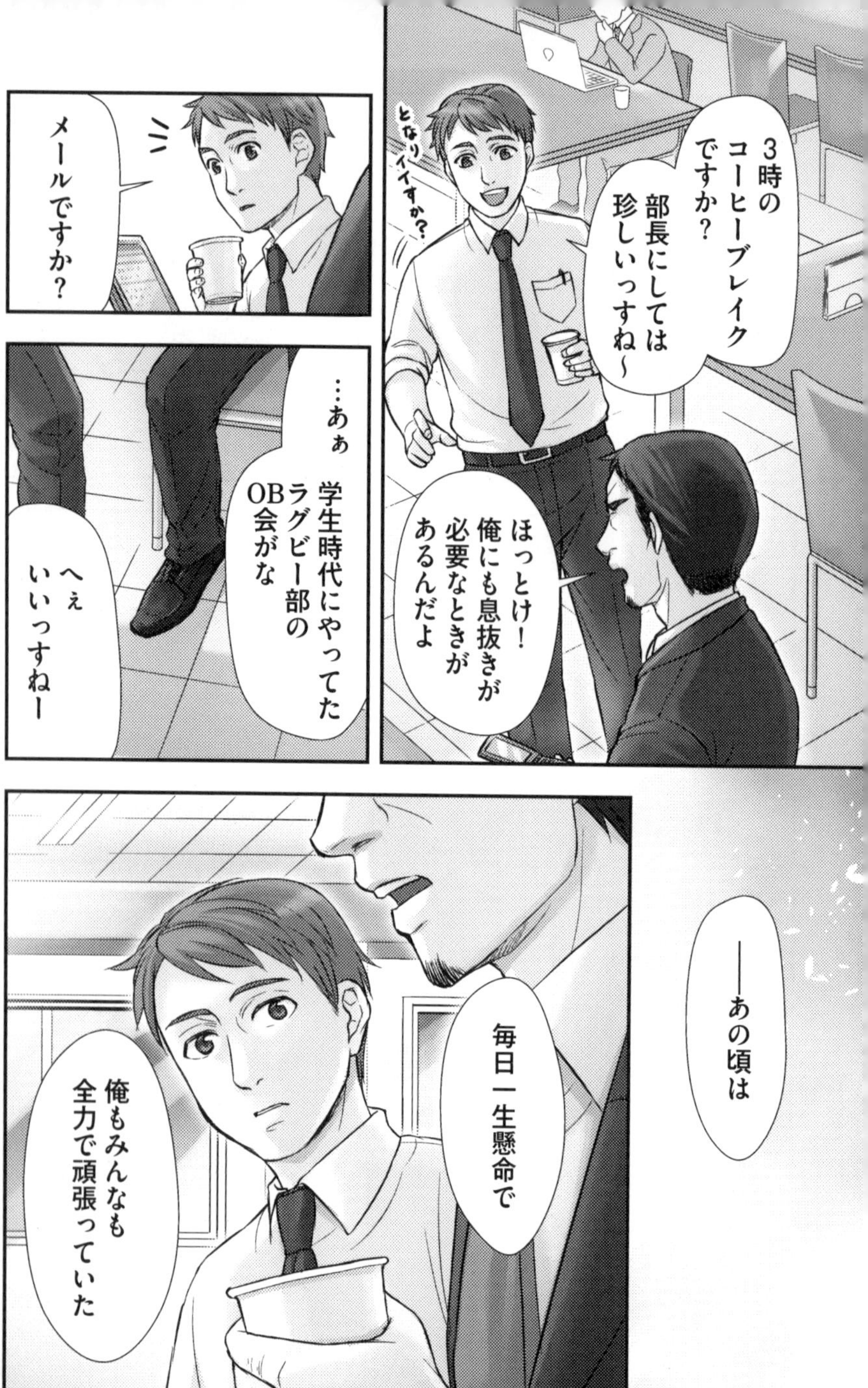

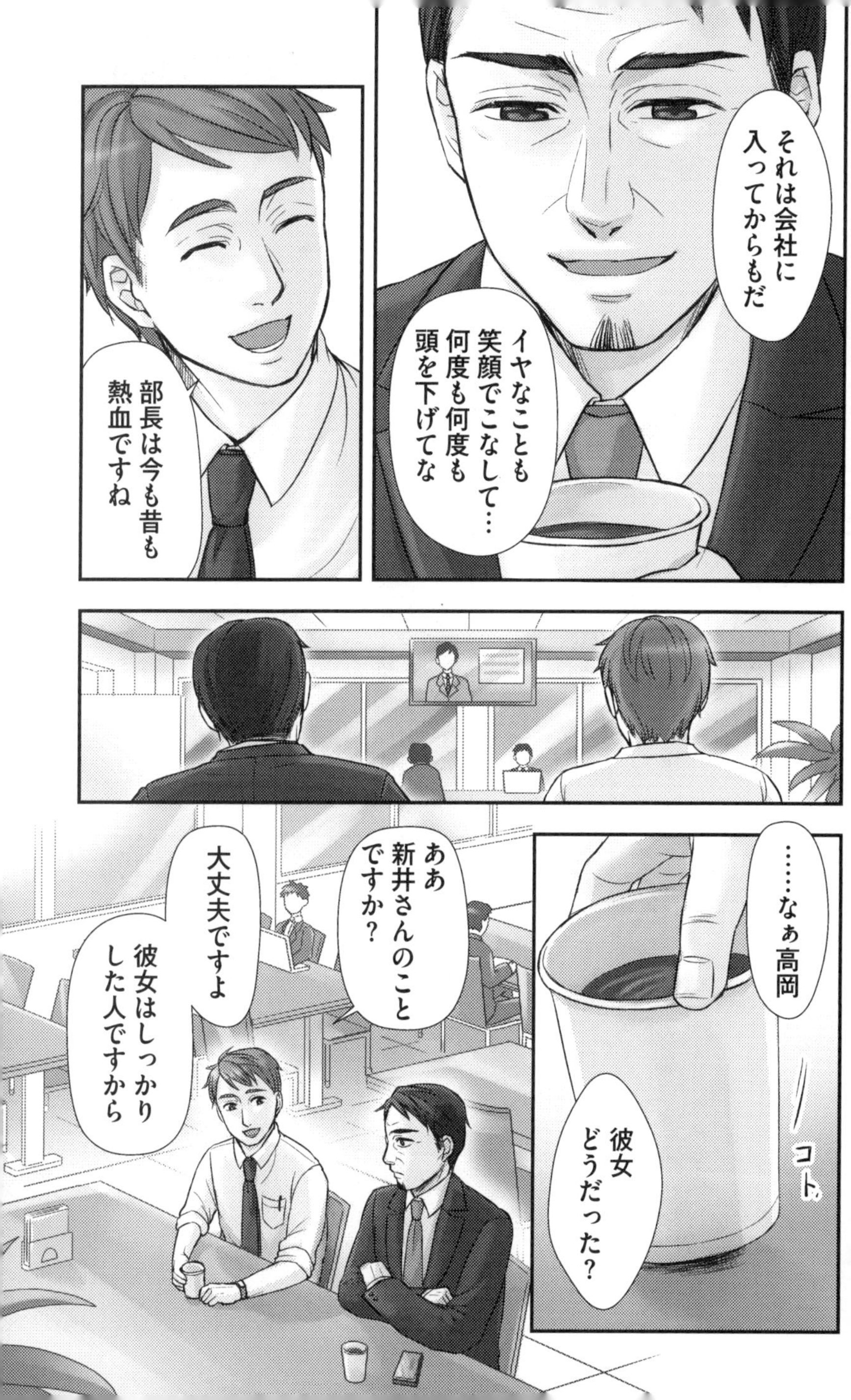
それは会社に入ってからもだ
イヤなことも笑顔でこなして…何度も何度も頭を下げてな
部長は今も昔も熱血ですね
……なぁ高岡
コトッ
彼女どうだった?
ああ新井さんのことですか?
大丈夫ですよ
彼女はしっかりした人ですから

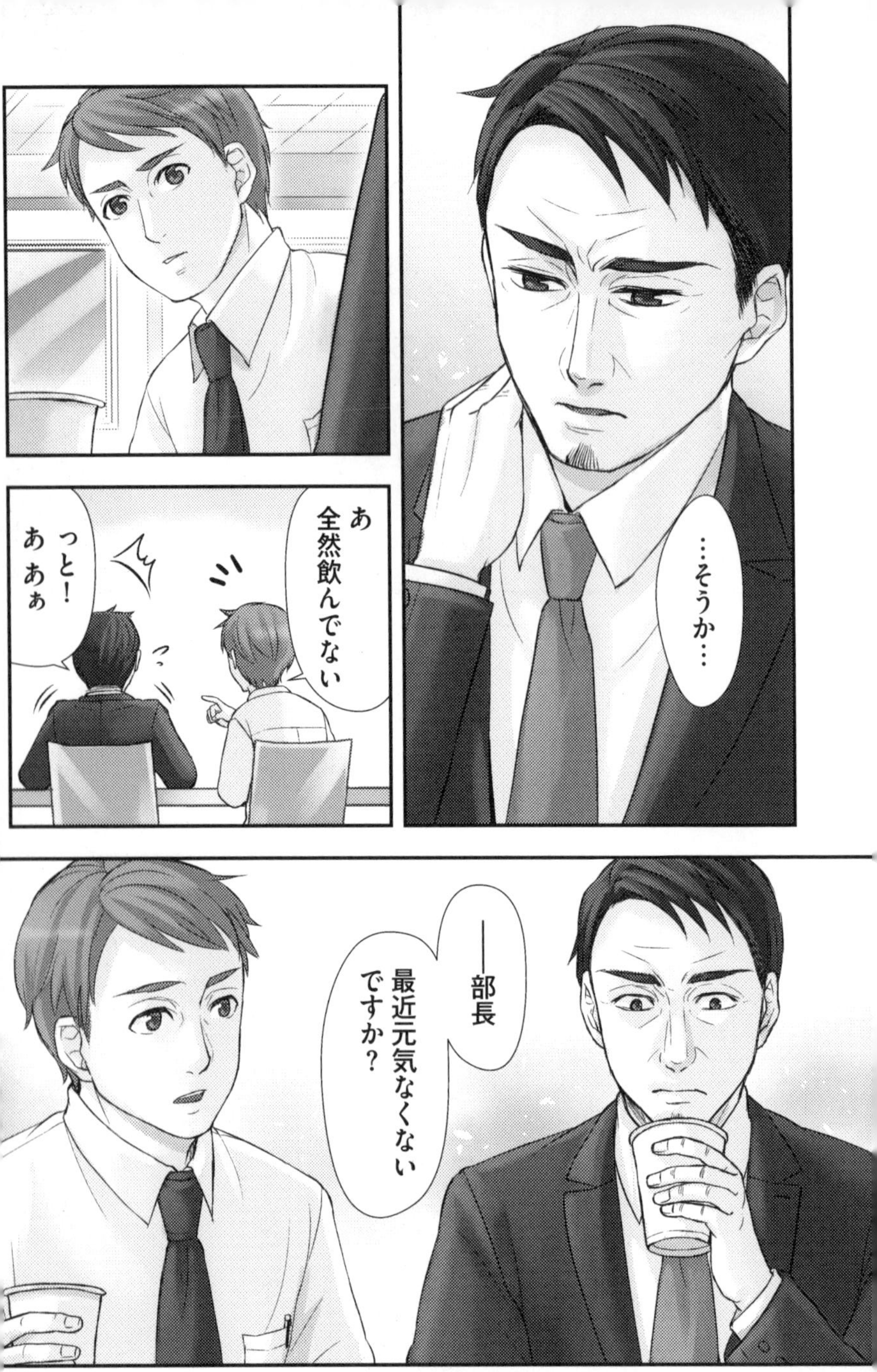
…そうか…
あ
全然飲んでない
っと！
あぁ
――部長
最近元気なくない
ですか？

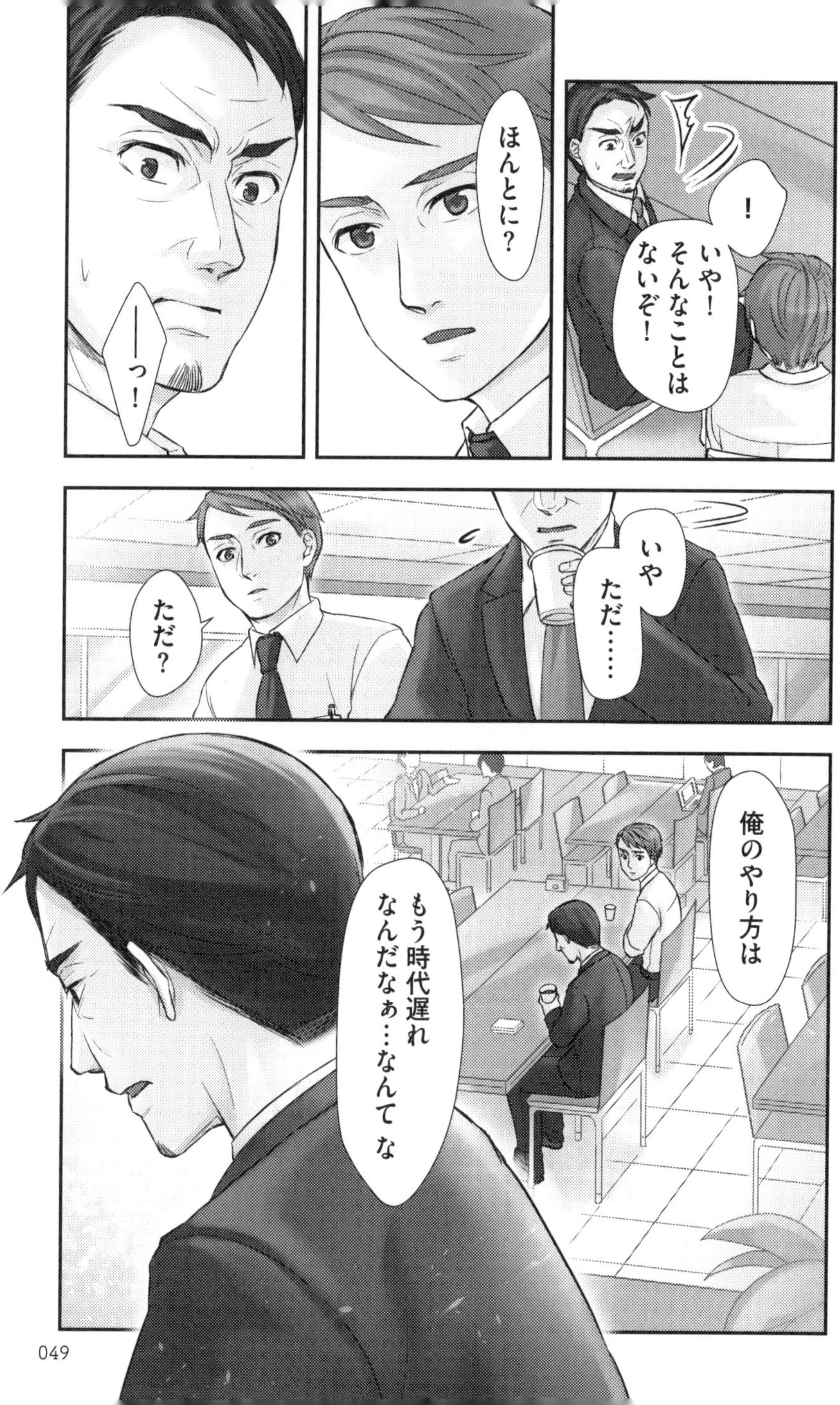
！
いや！そんなことはないぞ！
ほんとに？
――っ！
いや　ただ……
ただ？
俺のやり方は
もう時代遅れなんだなぁ…なんてな

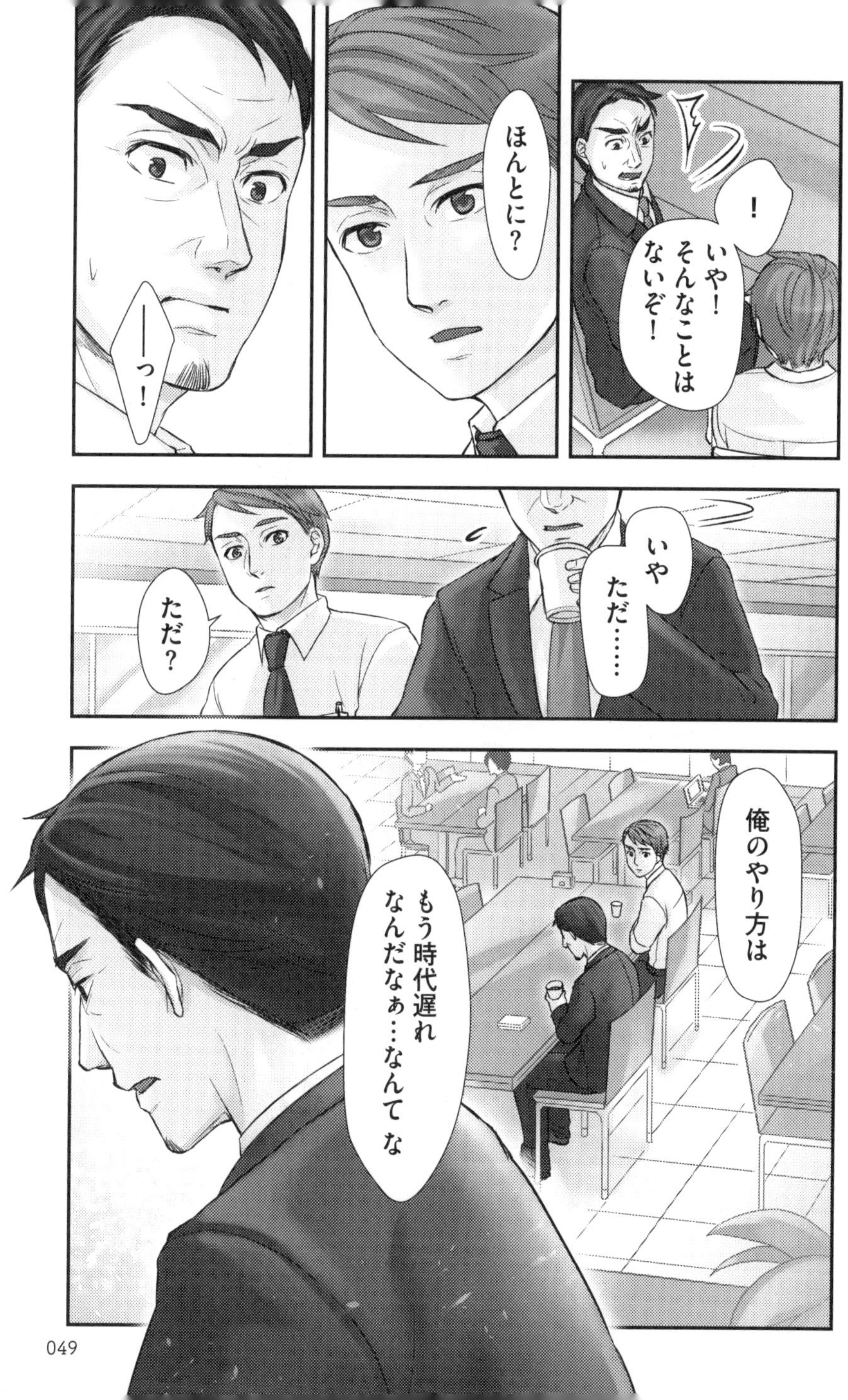

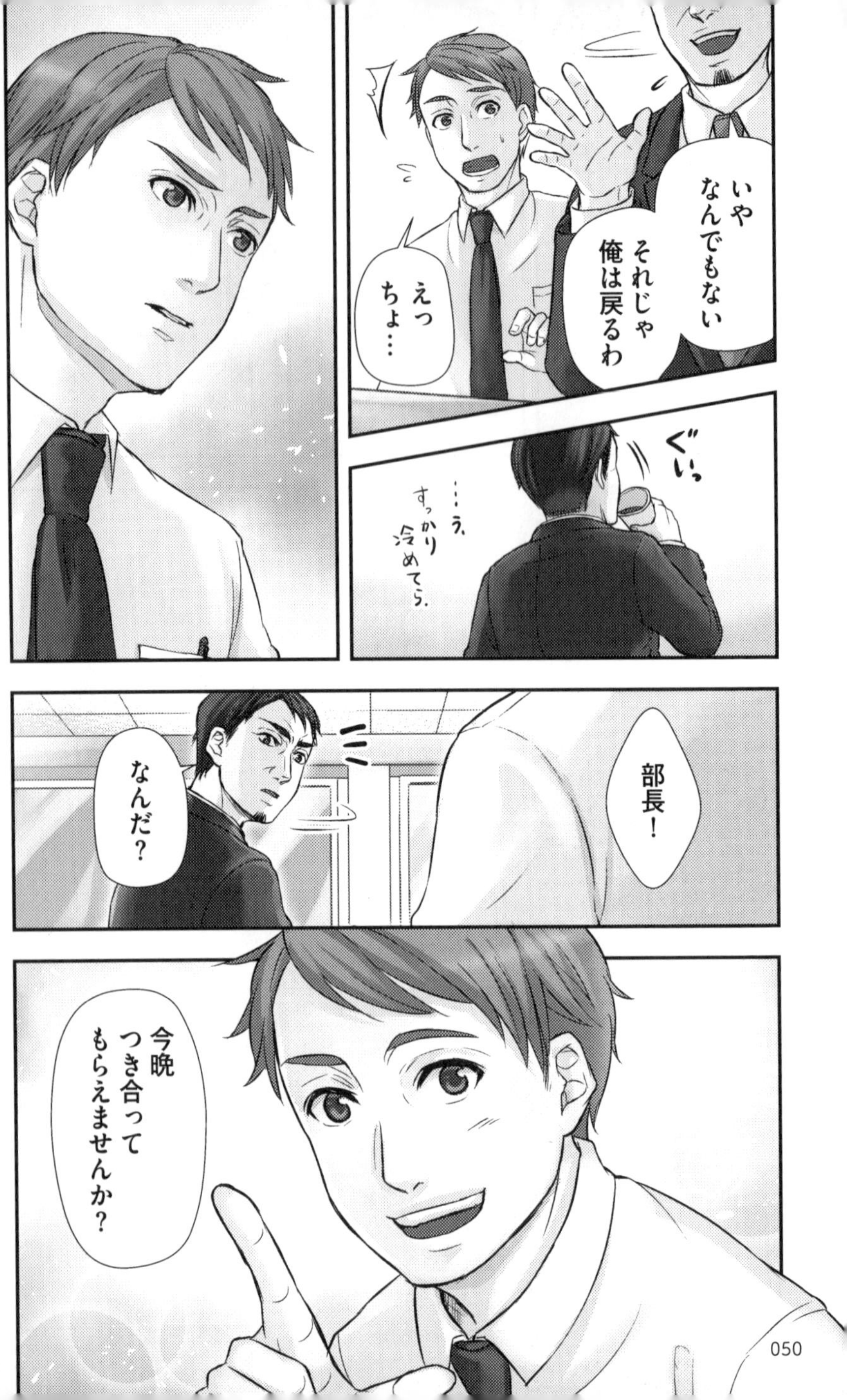
いや なんでもない それじゃ 俺は戻るわ
えっ ちょ…
ぐいっ
…う、すっかり冷めてら。
部長!
なんだ?
今晩 つき合って もらえませんか?

解説

02 ストレスと性格

ストレスの話をしていると、ストレスを感じやすい性格というのがあるかどうかという質問をよく受けます。

それに対して私は、そうした性格は、「あるともないとも言える」と答えます。

それじゃあ答えになっていないじゃないかと考える人がいらっしゃると思いますので、ここではそのような性格とストレスの関係について少し説明をすることにします。

ストレスを感じるような出来事に出合ったときに、それをどの程度強く感じるかは、その人の性格によって違ってきます。

とくに、几帳面《きちょうめん》でまじめな人、完璧《かんぺき》主義で責任感の強い人はストレスを感じやすいと言えます。

もちろんこうした性格は、私たちが社会生活をする上で大切なものです。十分にできていないことに早く気がついて手当をするためには、こうした性格がとても大事です。

しかし、それが行きすぎるといろいろと問題が出てくることになります。

できていないことに早く気がついて対応するという前向きの姿勢がなくなって、できていないことばかりに目が向いて自分を責めるようになってきます。

そうなると、ちょっとしたミスでもとても大きいことに思えてきて、自分がますますイヤになってくるという悪循環《あくじゅんかん》に陥ってしまいます。

よい面を引き出す性格の使い方

もう一つ、自分一人でがんばりすぎる人も要注意です。

こうした性格も、もちろん悪い面ばかりではありません。

あまり人に頼ってばかりいないで、まずは自分の力でできるだけがんばってみるということは大切です。

しかし、これも行きすぎるとよくありません。そうしたときに、あまり自分一人でがんばりすぎてしまうと、自分の考えにしばられて、うまく問題に対処できなくなるということもよくあります。

自分一人ではどうすることもできないときには、

（1）他の人の力を借りて、一緒に取り組めば解決できるかもしれない

（2）他の人に相談すれば新しいアイディアが出てくる可能性があるかもしれない

と考えると、気持ちが楽になります。

けれども、性格は使い方によって、よい面が出ることもあれば、まったく逆の面が出ることもあります。

ストレスを味方にするためには、どのようにすれば自分の性格を生かすことができるかを考えてみるとよいでしょう。

ストレスの感じやすさは環境と性格の相性によっても変わってきます。

ちょっと極端な言い方になりますが、仕事中心の人は、少しくらい人間関係の摩擦《まさつ》があっても耐えられますが、仕事の成果が上がらないとつらくなります。

一方、人間関係を重視するタイプの人は、仕事がはかどるかどうかよりも、人間関係のストレスのほうを強く感じます。

このように、自分の性格の特徴を知って、環境と上手につき合うこともストレス・マネジメントにとってのポイントです。

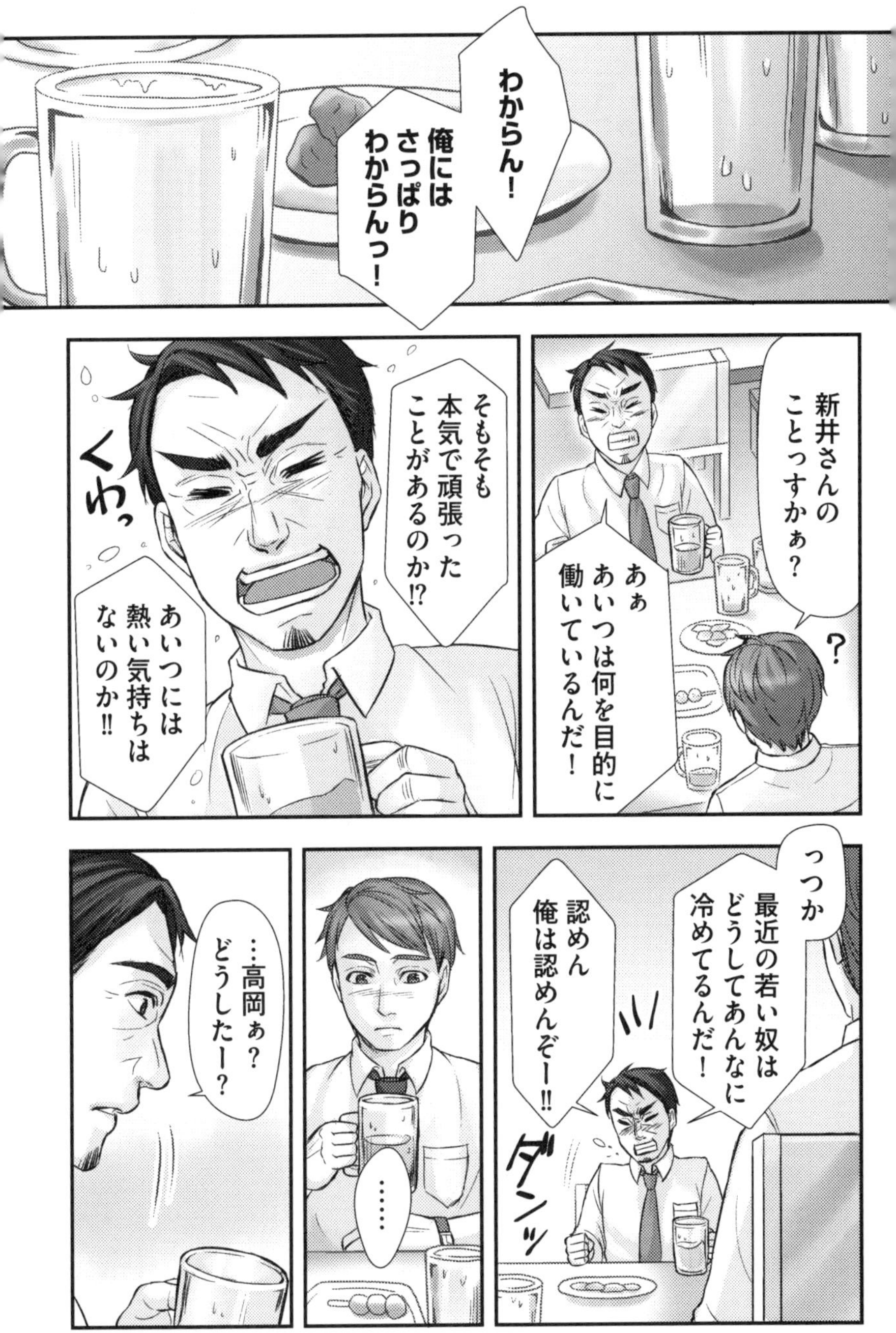
わからん！
俺にはさっぱりわからんっ！
新井さんのことっすかぁ？
？
あぁ　あいつは何を目的に働いているんだ！
そもそも本気で頑張ったことがあるのか!?
くわっ
あいつには熱い気持ちはないのか!!
っつか最近の若い奴はどうしてあんなに冷めてるんだ！
認めん　俺は認めんぞー!!
ダンッ
……
…高岡ぁ？どうしたー？

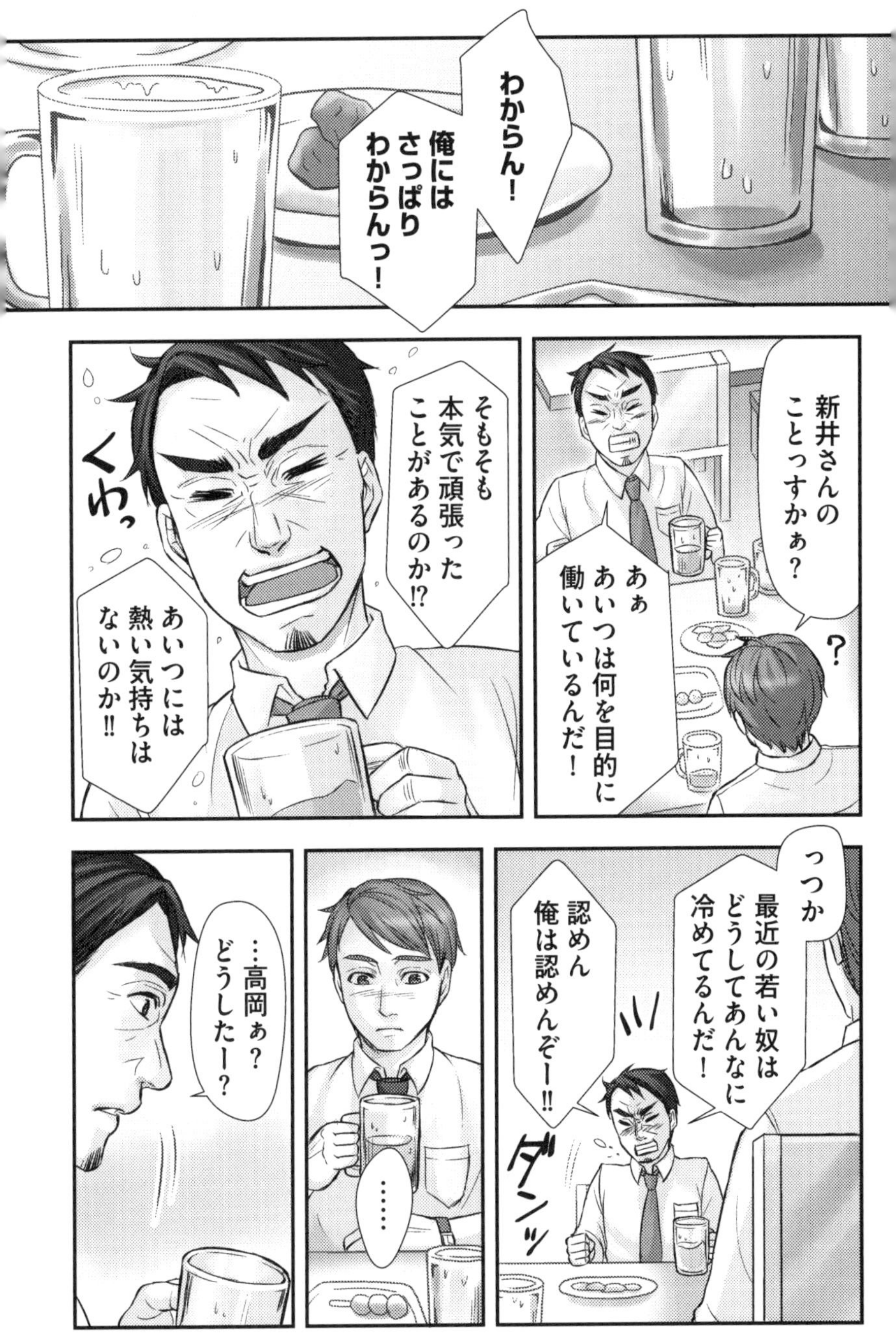

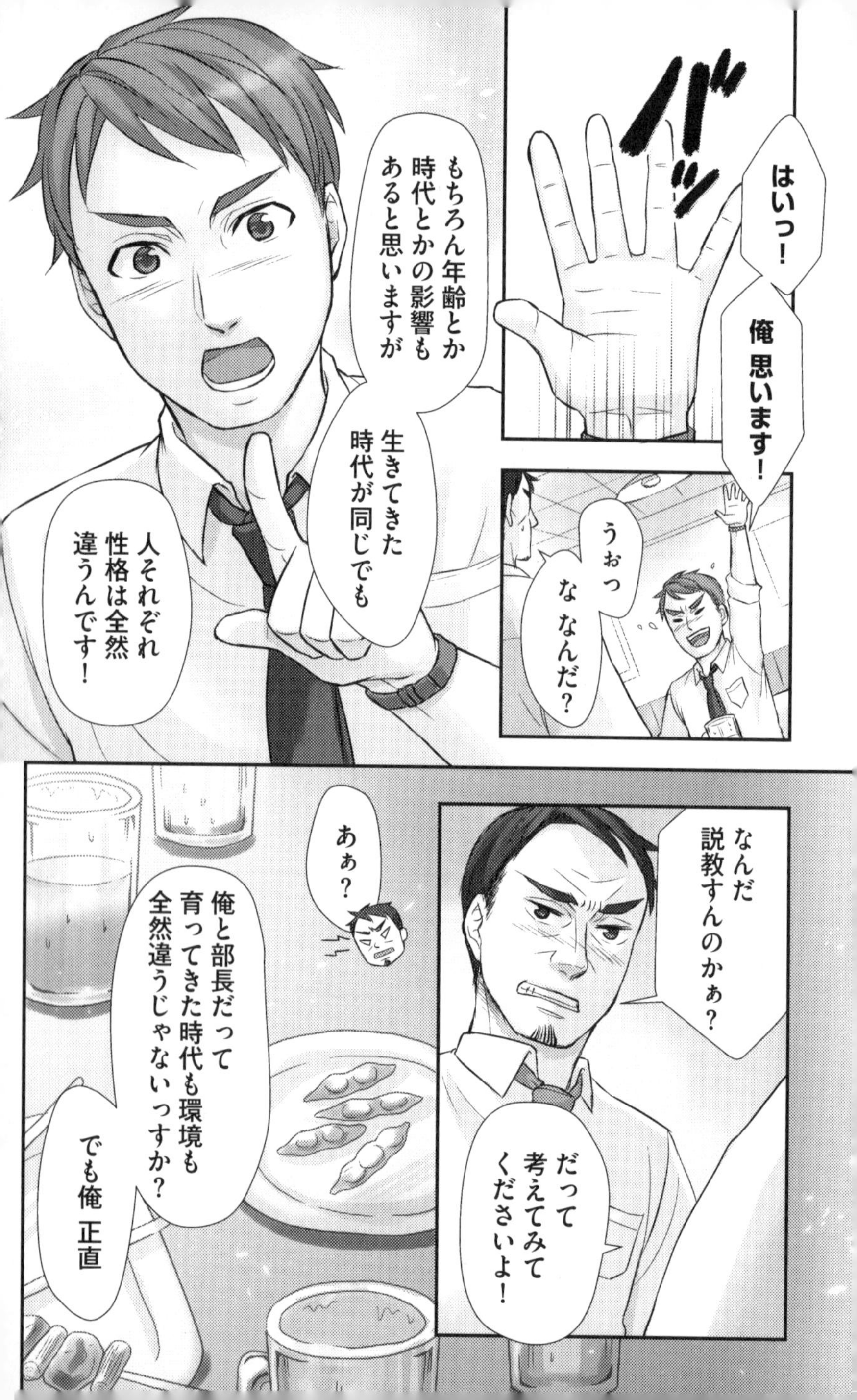
バッ
はいっ！
俺 思います！
うぉっ な なんだ？
もちろん年齢とか時代とかの影響もあると思いますが
生きてきた時代が同じでも
人それぞれ性格は全然違うんです！
なんだ説教すんのかぁ？
だって考えてみてくださいよ！
あぁ？
俺と部長だって育ってきた時代も環境も全然違うじゃないっすか？
でも俺 正直

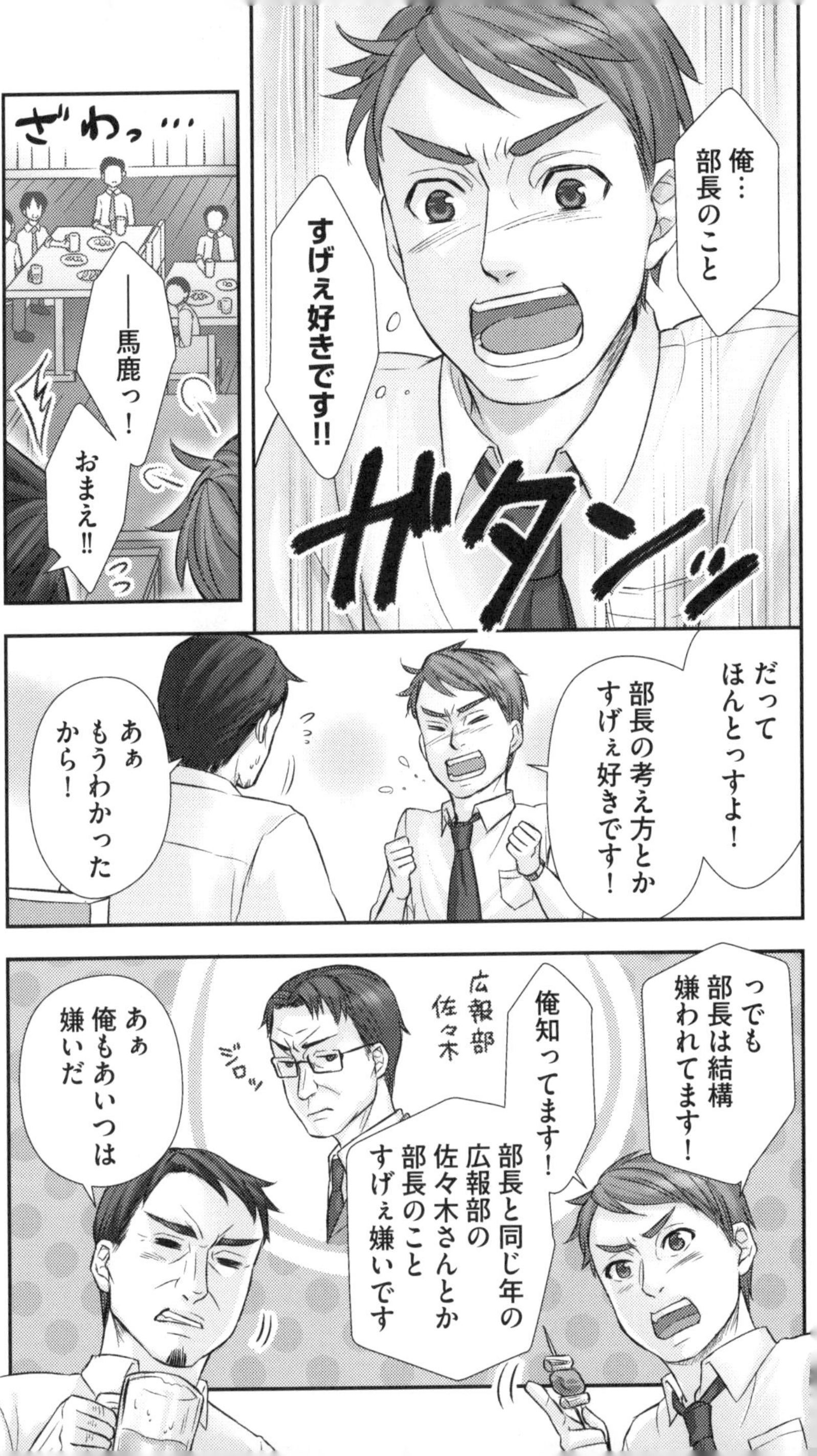
俺…部長のこと
すげぇ好きです!!
ガタンッ
ざわっ…
──馬鹿っ!
おまえ!!
だってほんとっすよ!
部長の考え方とかすげぇ好きです!
あぁもうわかったから!
ってでも部長は結構嫌われてます!
俺知ってます!
部長と同じ年の広報部の佐々木さんとか部長のことすげぇ嫌いです
広報部 佐々木
ジロッ
あぁ俺もあいつは嫌いだ

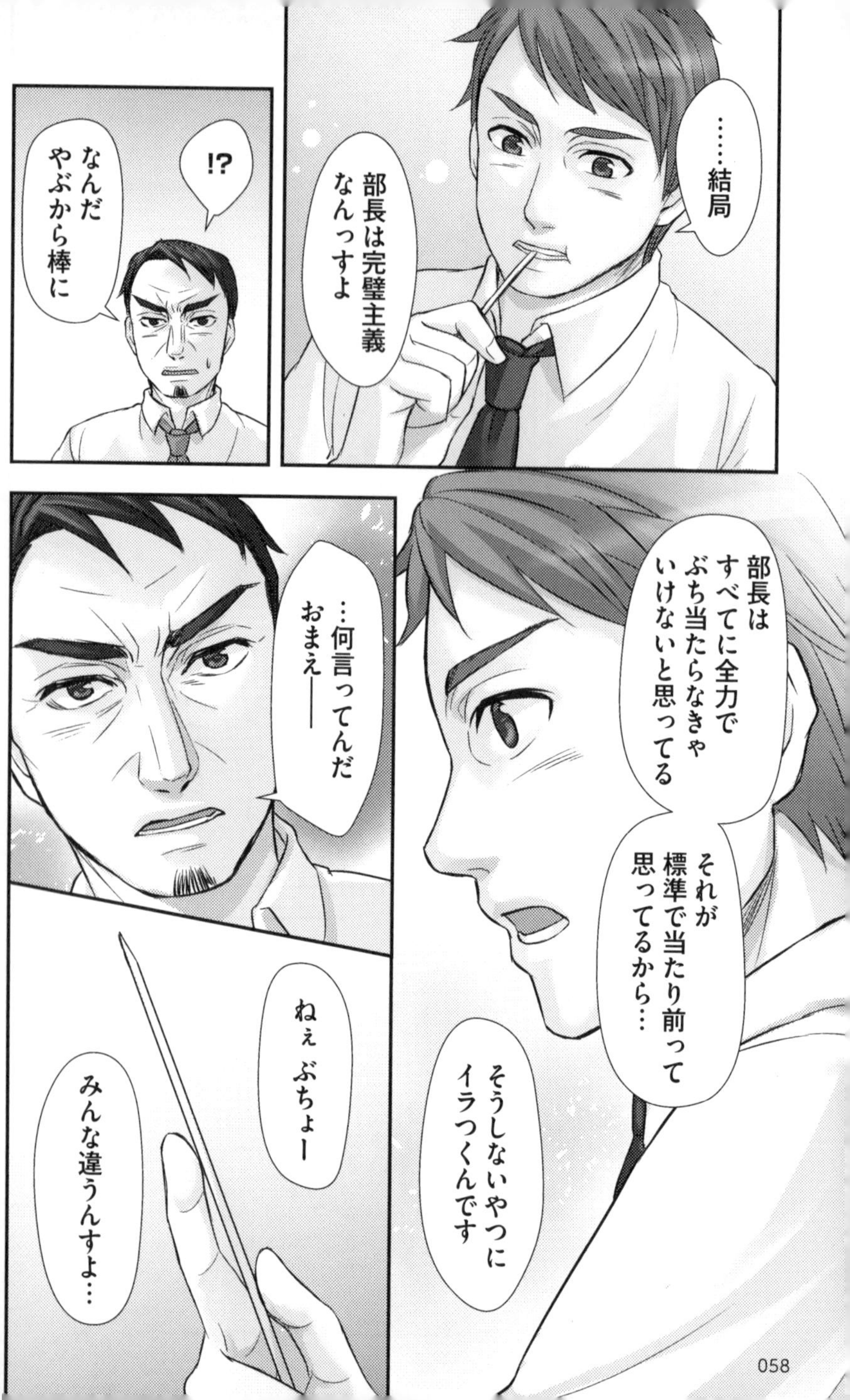
……結局
部長は完璧主義なんっすよ
!?
なんだやぶから棒に
部長はすべてに全力でぶち当たらなきゃいけないと思ってる
それが標準で当たり前って思ってるから…
そうしないやつにイラつくんです
…何言ってんだおまえ——
ねぇ ぶちょー
みんな違うんすよ…

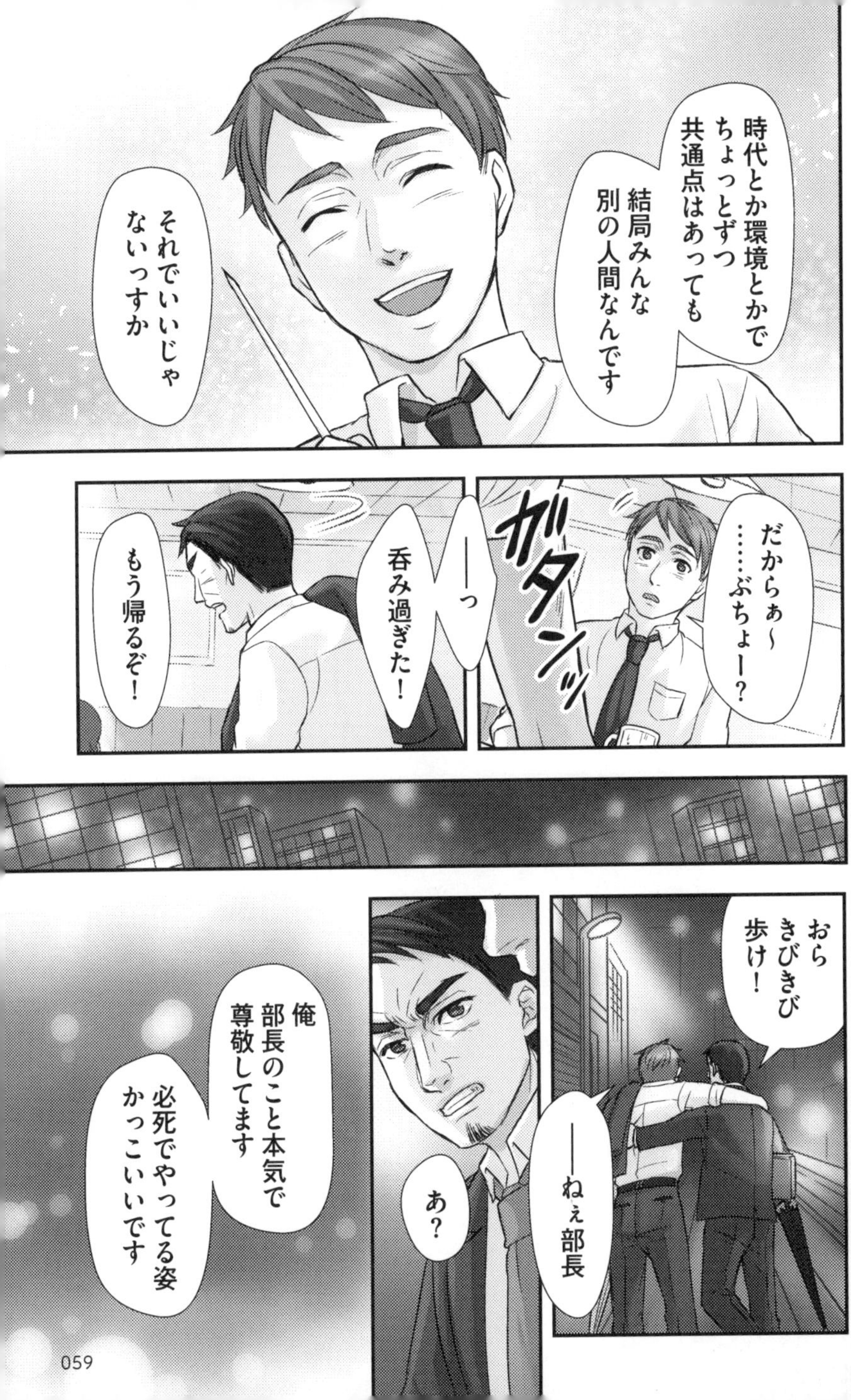
時代とか環境とかで
ちょっとずつ
共通点はあっても
結局みんな
別の人間なんです
それでいいじゃ
ないっすか
だからぁ～
……ぶちょー？
ガタンッ
——っ
呑み過ぎた！
もう帰るぞ！
おら
きびきび
歩け！
——ねぇ部長
あ？
俺
部長のこと本気で
尊敬してます
必死でやってる姿
かっこいいです

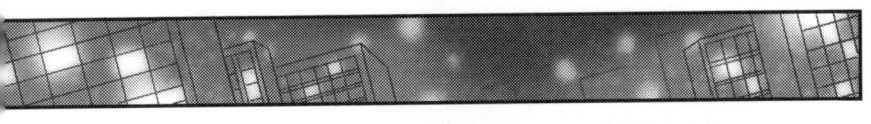

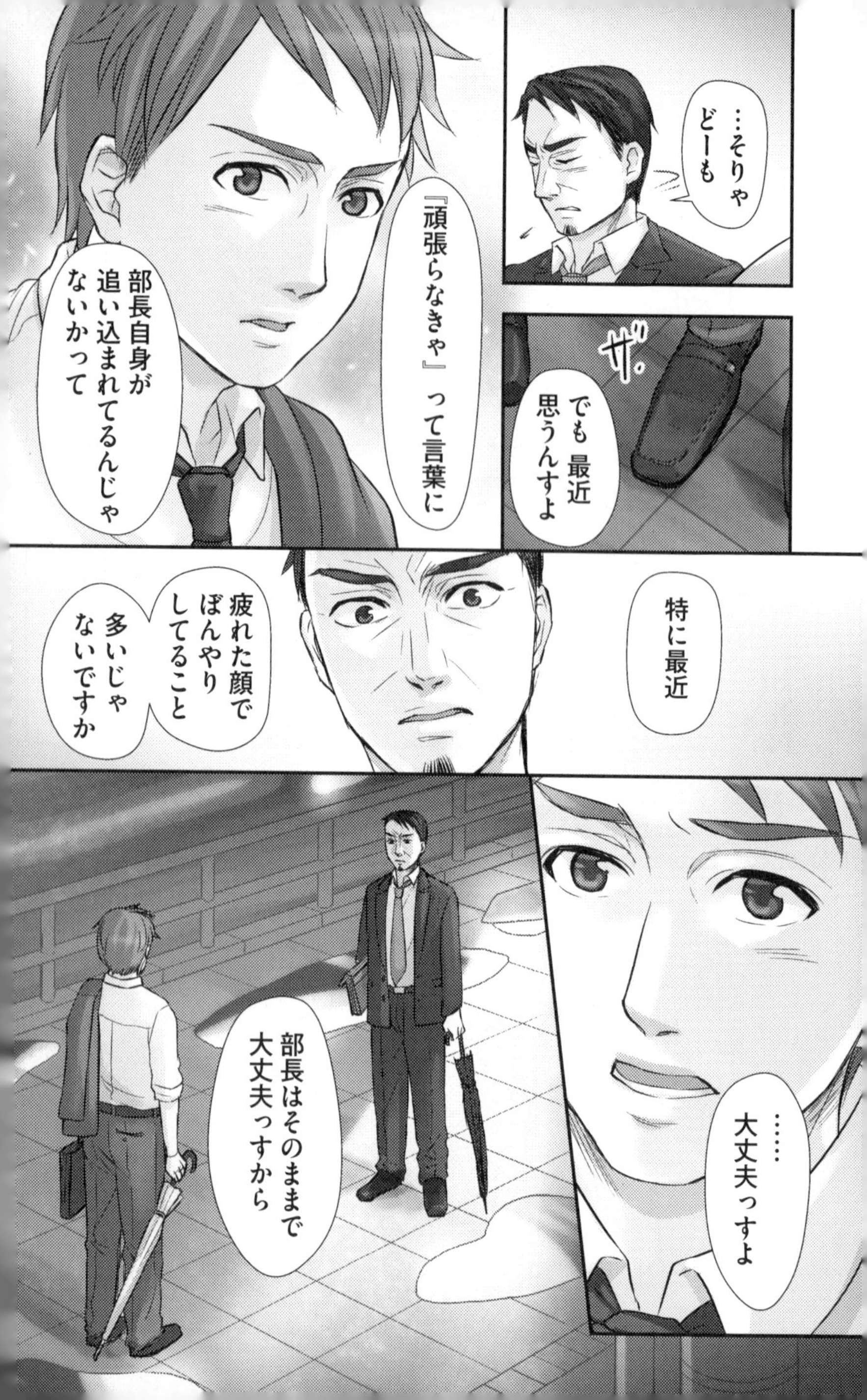
…そりゃ
どーも
ザ
でも 最近
思うんすよ
『頑張らなきゃ』って言葉に
部長自身が
追い込まれてるんじゃ
ないかって
特に最近
疲れた顔で
ぼんやり
してること
多いじゃ
ないですか
……
大丈夫っすよ
部長はそのままで
大丈夫っすから

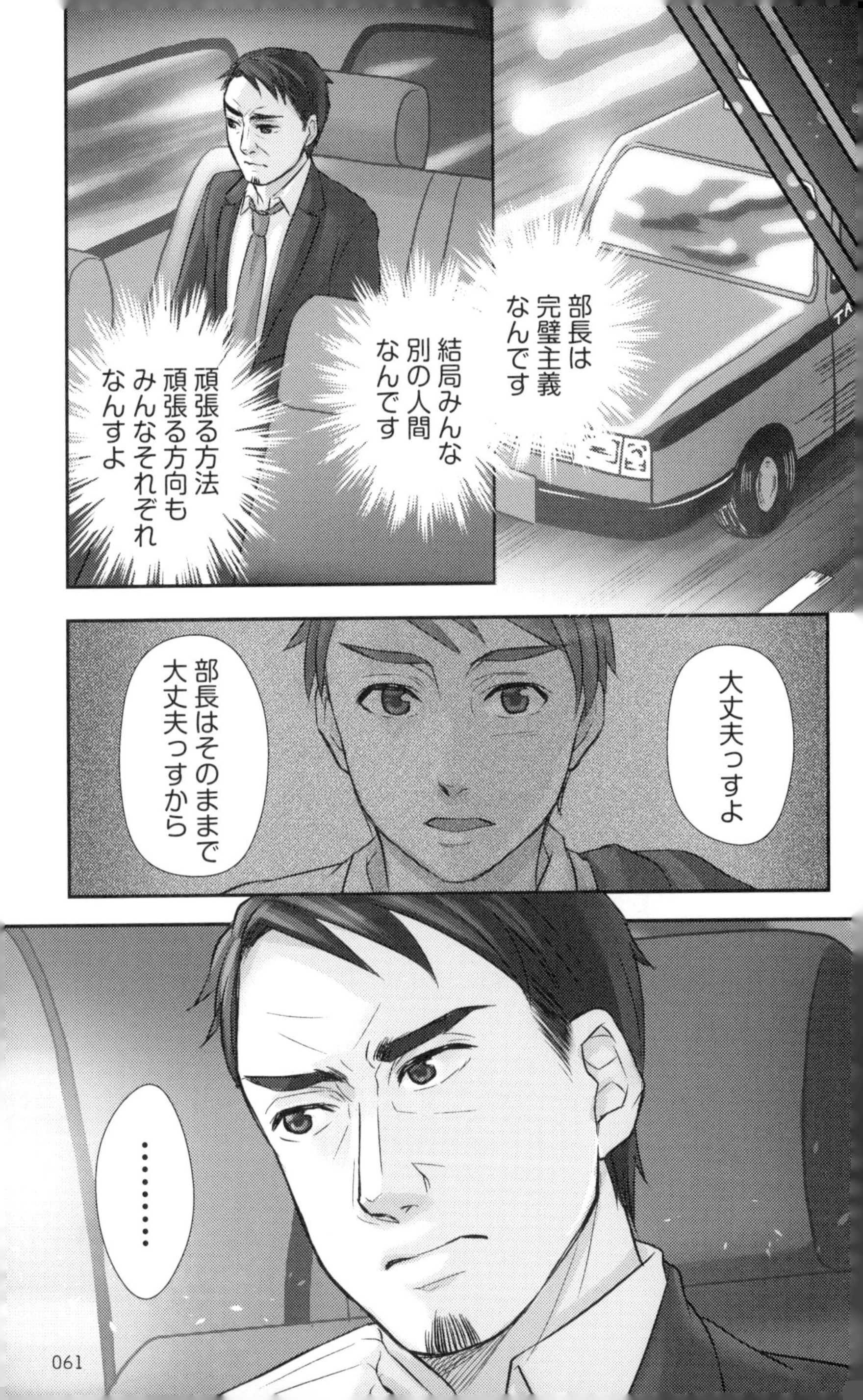
部長は完璧主義なんです
結局みんな別の人間なんです
頑張る方法頑張る方向もみんなそれぞれなんすよ
大丈夫っすよ
部長はそのままで大丈夫っすから
…………

部長の娘・綾(SNS中)

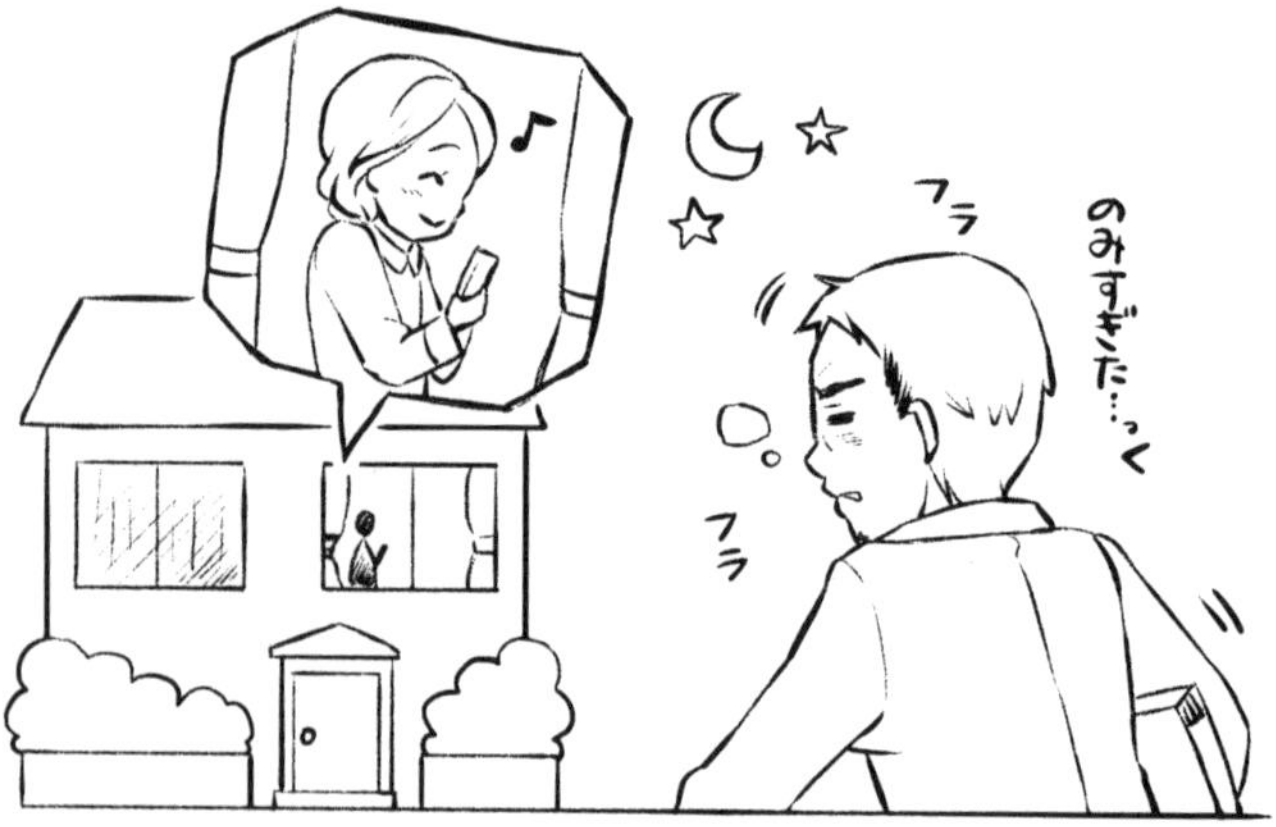

酔いどれ部長・周作

Chapter
3

思いこみから自由になる

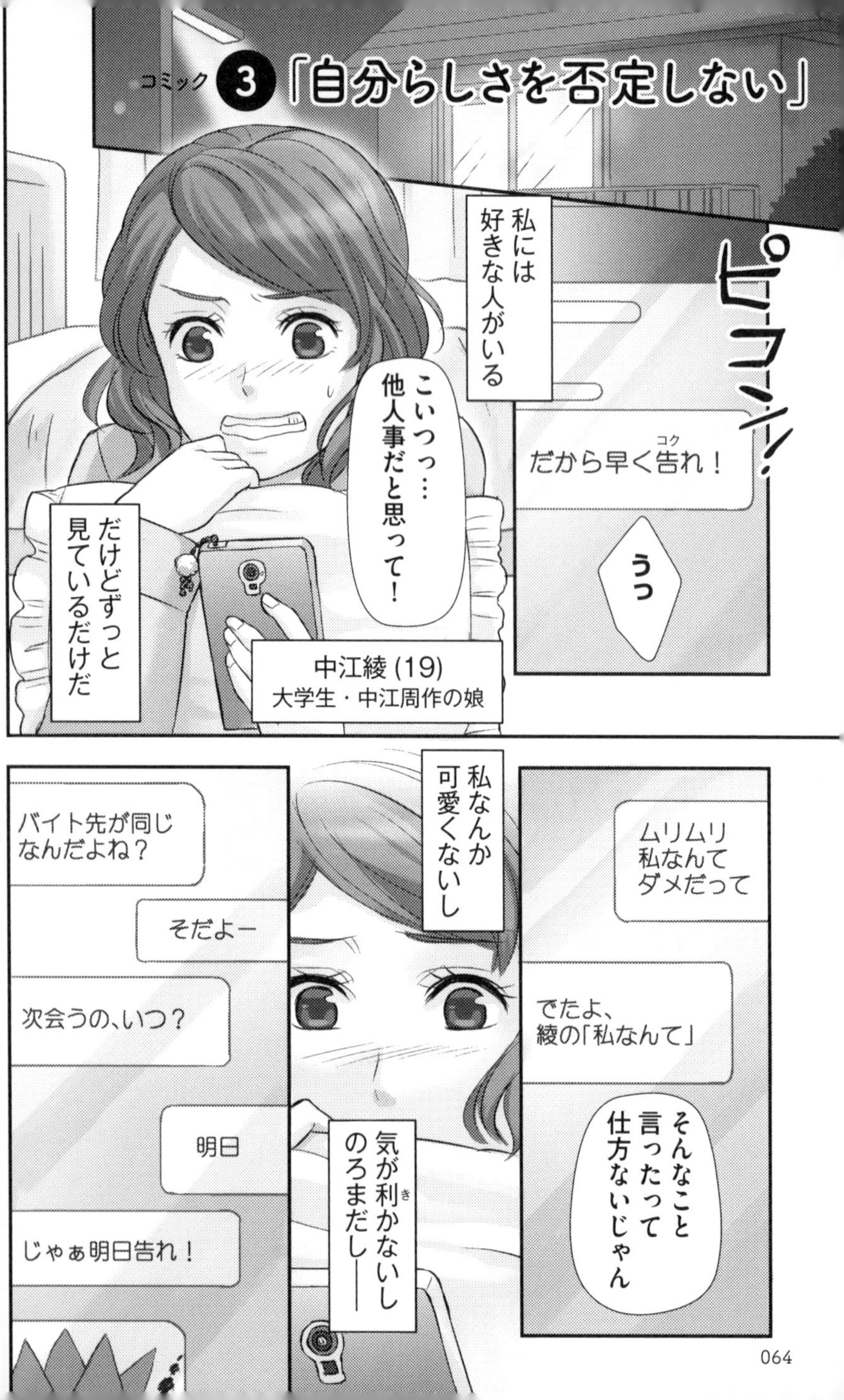
コミック3「自分らしさを否定しない」
ピコン!
私には好きな人がいる
だから早く告《コク》れ!
うっ
こいつっ…他人事だと思って!
中江綾(19)
大学生・中江周作の娘
だけどずっと見ているだけだ
ムリムリ私なんてダメだって
でたよ、綾の「私なんて」
そんなこと言ったって仕方ないじゃん
私なんか可愛くないし
気が利《き》かないしのろまだし——
バイト先が同じなんだよね?
そだよー
次会うの、いつ?
明日
じゃぁ明日告れ!

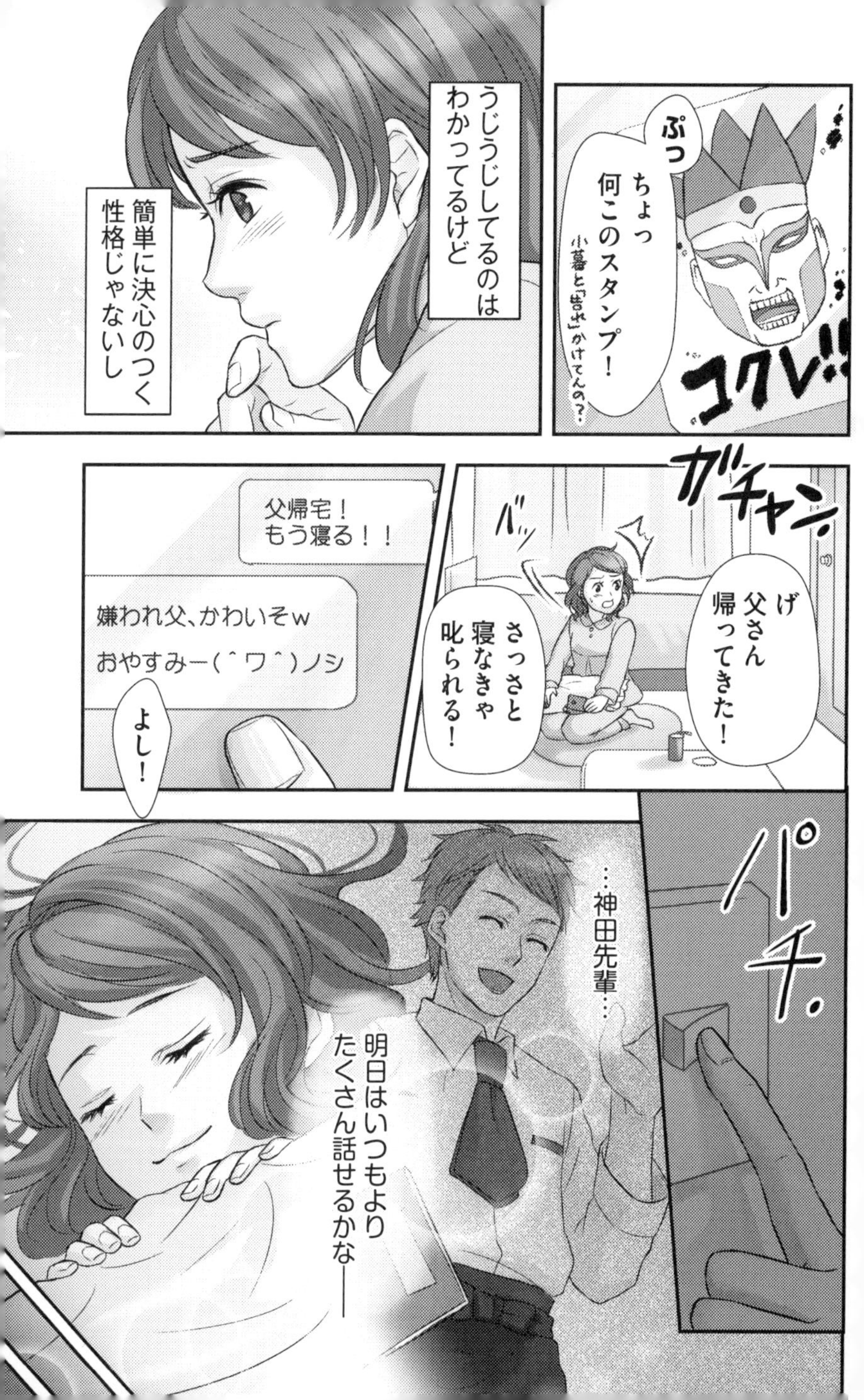
ぷっ
ちょっ 何このスタンプ!
小暮と「告れ」かけてんの?
コクレ!!
うじうじしてるのは わかってるけど
簡単に決心のつく 性格じゃないし
ガチャン
バッ
げ 父さん帰ってきた!
さっさと寝なきゃ叱られる!
父帰宅! もう寝る!!
嫌われ父、かわいそw
おやすみー(^ワ^)ノシ
よし!
パチ。
…神田先輩…
明日はいつもより たくさん話せるかな——

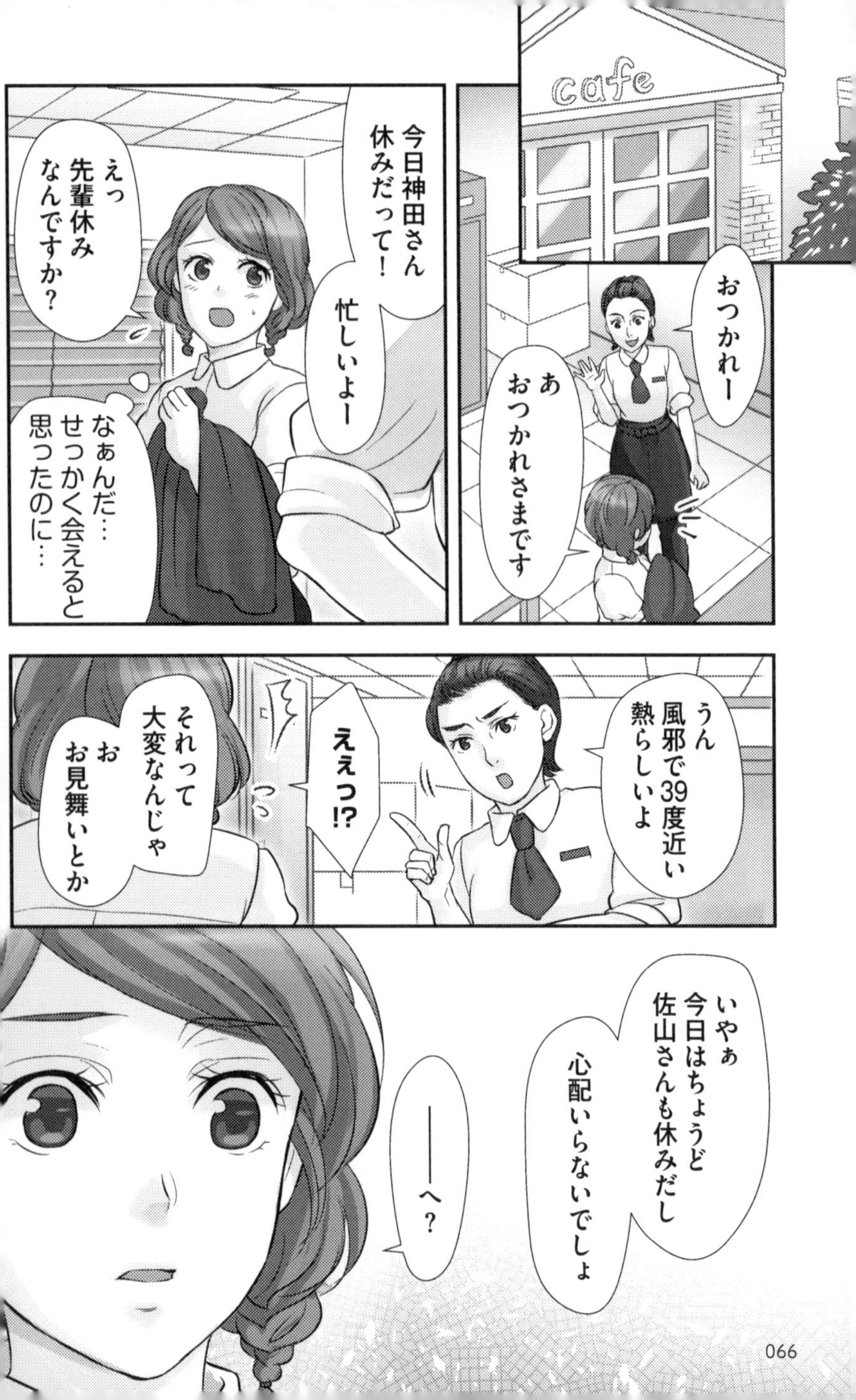
cafe
おつかれー
あ
おつかれさまです
今日神田さん休みだって！
忙しいよー
えっ
先輩休みなんですか？
なぁんだ…
せっかく会えると思ったのに…
うん
風邪で39度近い熱らしいよ
ええつ!?
それって大変なんじゃ
お
お見舞いとか
いやぁ
今日はちょうど佐山さんも休みだし
心配いらないでしょ
——へ？

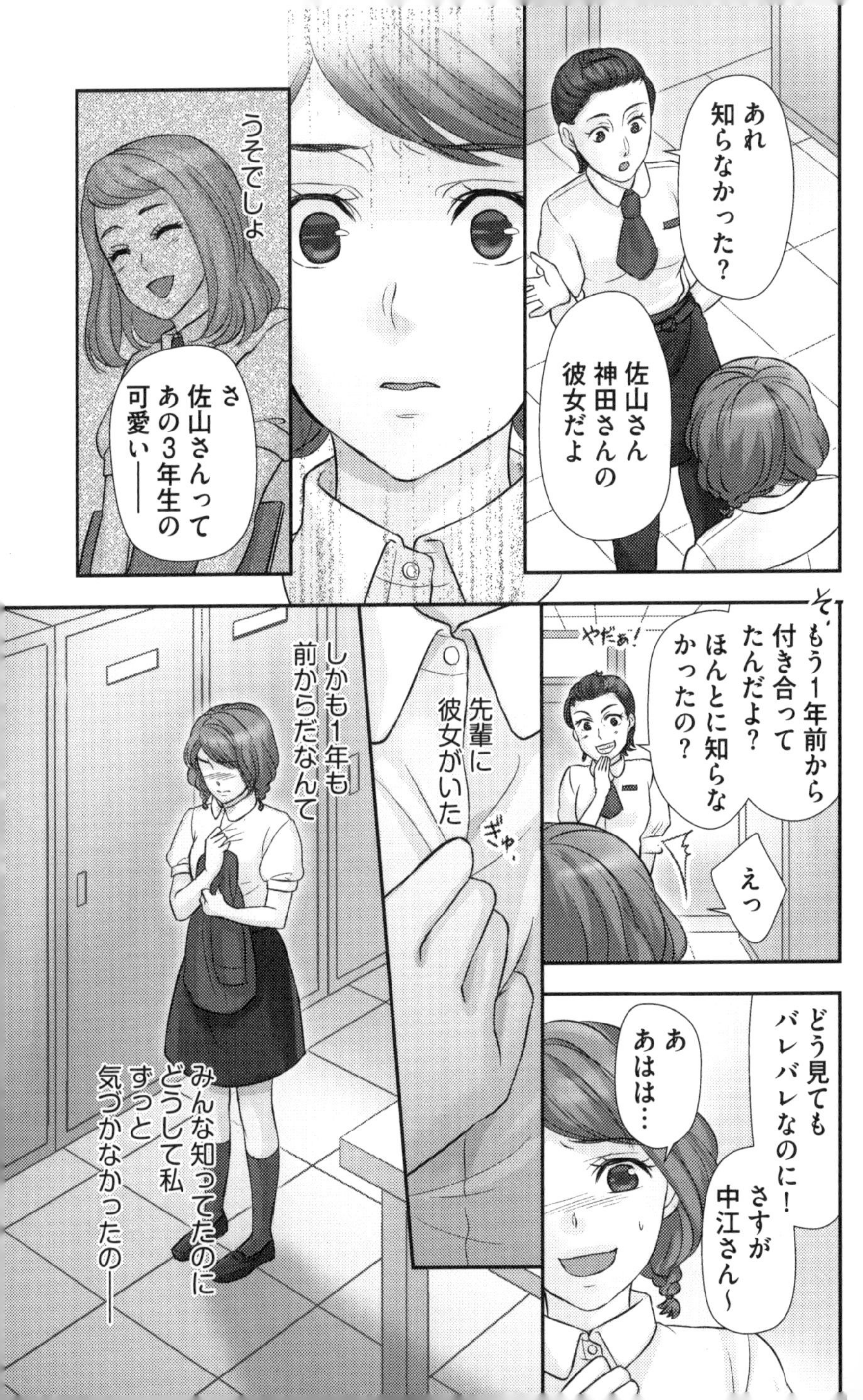
あれ 知らなかった?
佐山さん 神田さんの 彼女だよ
うそでしょ
さ 佐山さんって あの3年生の 可愛い――
やだぁ!
そ、もう1年前から 付き合って たんだよ? ほんとに知らな かったの?
えっ
どう見ても バレバレなのに! さすが 中江さん～
あ あはは…
先輩に 彼女がいた
ぎゅ。
しかも1年も 前からだなんて
みんな知ってたのに どうして私 ずっと 気づかなかったの――

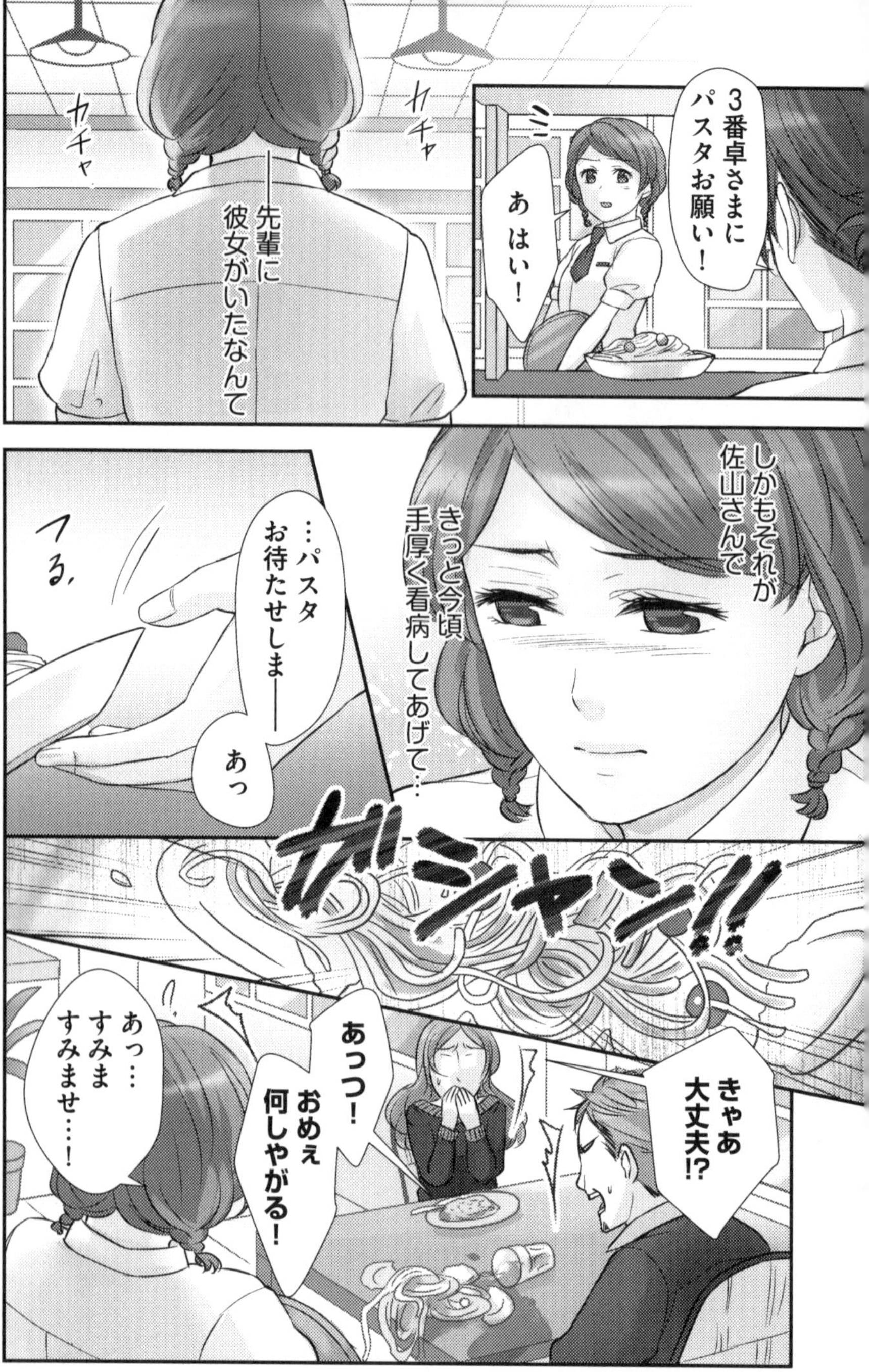

3番卓さまにパスタお願い！
あ　はい！
カチャ
カチャ
先輩に彼女がいたなんて
しかもそれが佐山さんで
きっと今頃手厚く看病してあげて…
…パスタお待たせしま――
あっ
つる
ガシャーン!!
きゃあ大丈夫!?
あっつ！おめぇ何しやがる！
あっ…すみますみませ…！

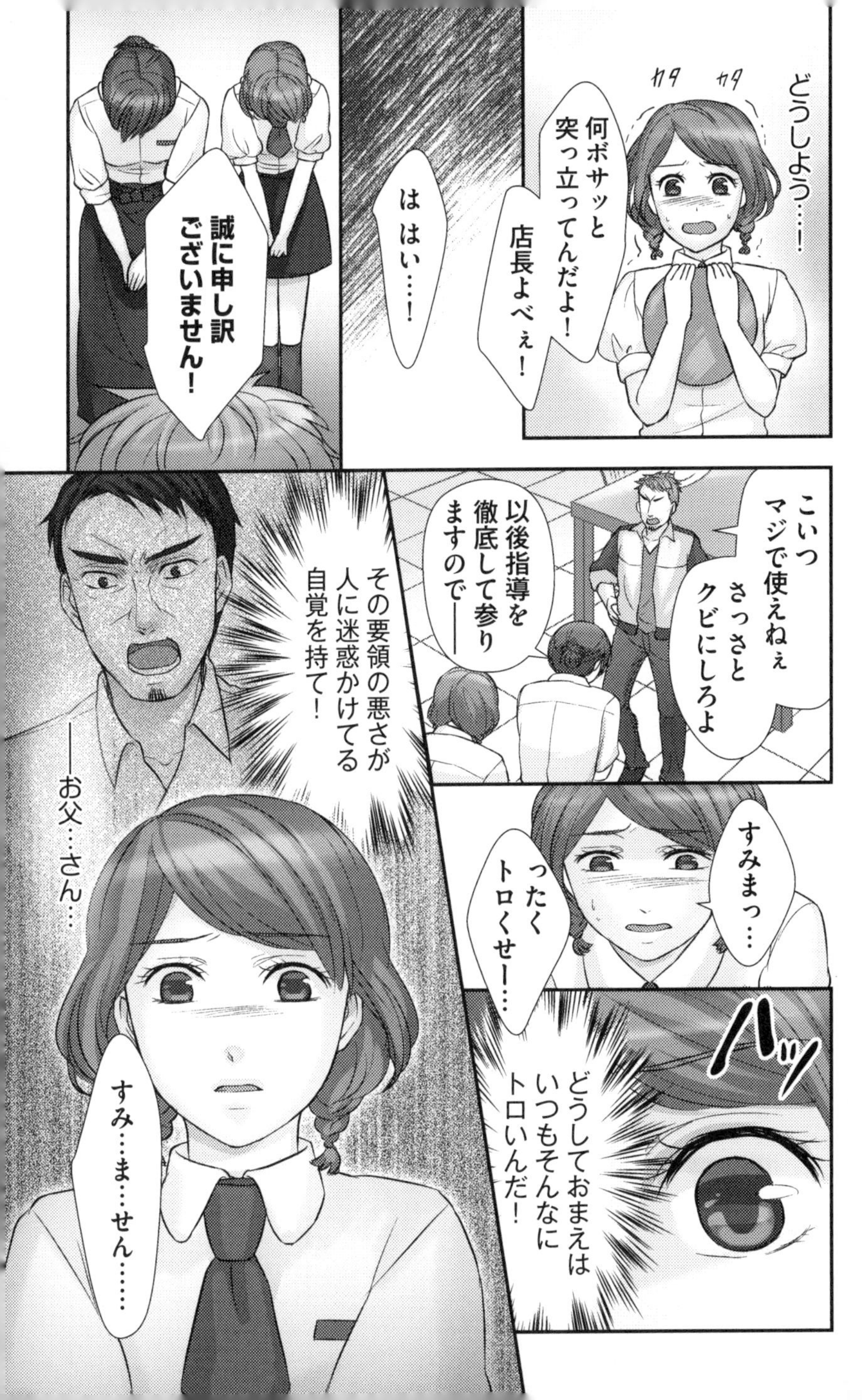
カタ　カタ
どうしよう…！
何ボサッと突っ立ってんだよ！
店長よべぇ！
は　はい…！
誠に申し訳ございません！
こいつマジで使えねぇ
さっさとクビにしろよ
以後指導を徹底して参りますので――
すみまっ…
ったくトロくせー…
ハッ
どうしておまえはいつもそんなにトロいんだ！
その要領の悪さが人に迷惑かけてる自覚を持て！
――お父…さん…
すみ…ま…せん……

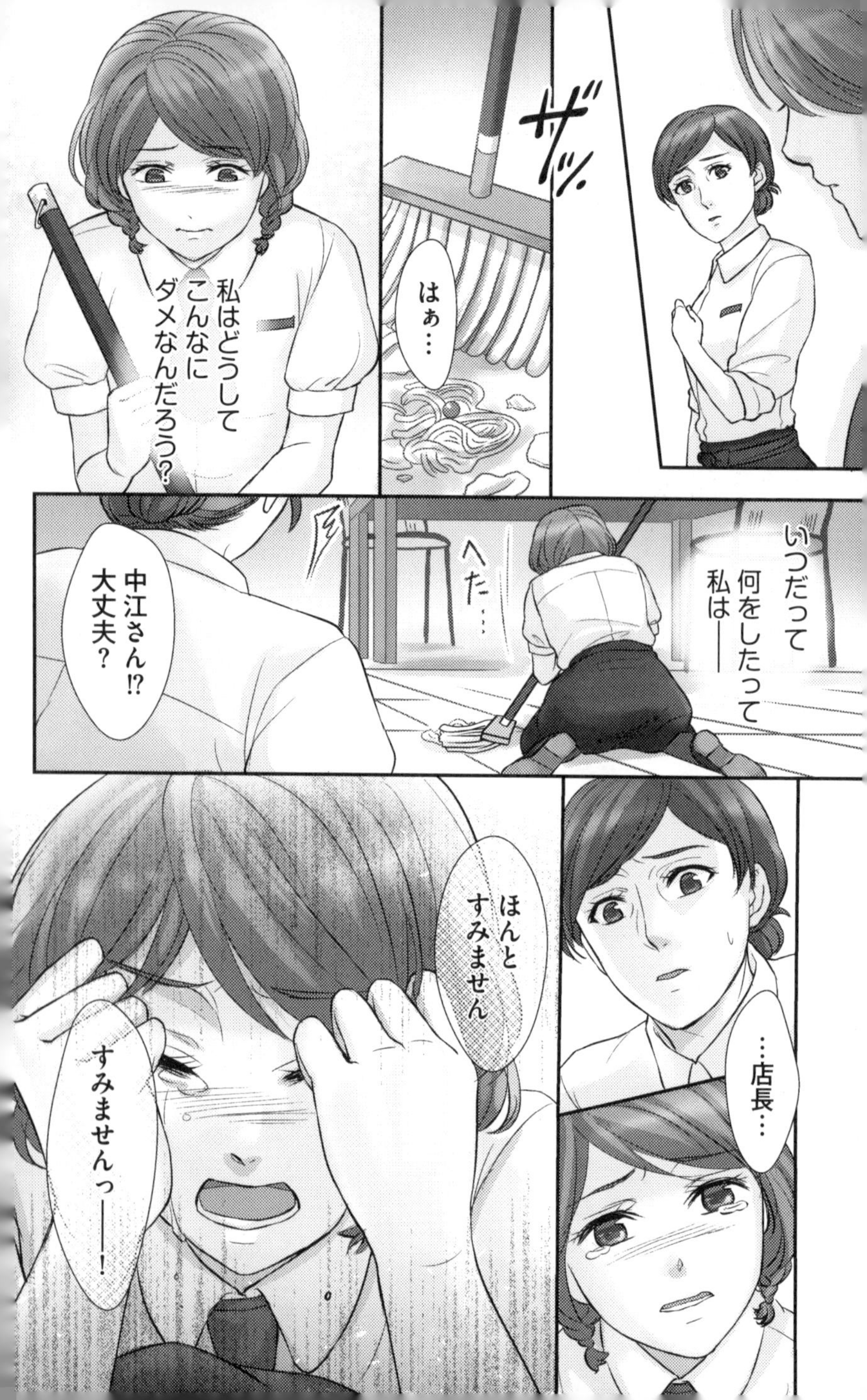
ザッ
はぁ…
私はどうして
こんなに
ダメなんだろう?
いつだって
何をしたって
私は――
へた…
中江さん⁉
大丈夫?
…店長…
ほんと
すみません
すみませんっ――!

解説

03

ストレスと考え方

本書の冒頭で、ストレスという言葉が2つの意味を持っていると書きました。ストレスを感じる原因になる「ストレス要因」と、ストレスの結果生まれてくる心身の反応の「ストレス反応」です。

そのストレス要因にいろいろなものがあるということもすでにご紹介しましたが、同じ経験をしても人によってその受けとり方には違いがあります。

日常の生活を振り返っていただければわかると思いますが、人間関係でストレスを感じやすい人もいれば、仕事で問題が起きると深刻に受けとめやすい人もいます。

また、その時々の体調や心理状態によっても感じやすさは違ってきます。

こうした違いが起きるのは、人によって、また心身の状態によって現実の受けとり方が違ってくるからです。

私たちは、現実を現実のままに受けとっているわけではなく、現実を見るときにそれぞれの人の個人的な思い入れが反映されるのですが、そのことは、いろいろな研究からわかっています。

その一つに、学生に協力してもらって行われた研究があります。

学力にあまり違いのない学生を集めてくじ引きで2つの群に分けて、それぞれ別のクラスで授業を受けてもらいます。

そして、授業をする先生に、一つのクラスは優秀な生徒を集めたと説明し、もう一つのクラスは成績の悪い生徒を集めたと話します。

実際はほぼ同じ学力の生徒が集まっているのに、学力が違うという間違った情報を伝えたのです。

そうして一学期たった後の成績を見ると、優秀な学生を集めたと言われたクラスのほうが、成績が悪いと言われたクラスよりも、明らかに成績がよいという結果が得られました。

本来ならばほとんど同じ成績になるはずが、教師への情報の伝え方によって違いが出てきたことになります。

その理由を考えてみると、学生が優秀だと言われた教師は、学生のできている部分に目を向けるようになっている可能性があります。

逆に成績が悪いと言われると、悪い部分ばかりに目が向いて厳しい評価をするようになります。

このように、最終評価は教師の思い入れによって、ずいぶん変わってくるのです。

また、「優秀なクラス」だと言われると、教師の教え方に熱が入るかもしれません。

逆に、「成績がよくないクラス」だと言われると、教え方に力が入らなくなってきます。

このように、私たちの現実の受けとり方や行動は、それぞれの人の思い入れによってずいぶん左右されるものです。それが結果に影響してきます。

同じことはまた、私たちのこころの中で起きています。

自分のことを自分でどのように考えるかによって、そこで使える自分の力が違ってきます。ストレスを味方にするには、自分の持っている力にきちんと目を向けるようにすることが大切になります。

こころが軽くなる「かんたんコラム法」

前にも書きましたが、私たちは現実を自分の思いこみで見てしまう傾向があります。

こうした考え方を認知といいますが、ストレスを強く感じているときには、悪い面ばかりが目についてしまうようになります。

「自分はダメな人間だ」

「どうせ他の人は助けてくれないだろう」

「もうどうしようもない」

と決めつけて、ますますつらい気持ちになります。

そのように、悪い方向に決めつけてしまってはつらくなるばかりです。

だからといって、よい面ばかり見るのもお勧《すす》めできません。

つらいときにはマイナス思考をプラス思考にするとよいと言われたりしますが、簡単に考えを切りかえられるようであれば、そんなに苦しんではいないはずです。

それに、プラス思考になりすぎるのも問題です。

何でもプラスに考えられれば、気分的に楽になるかもしれません。しかし、それだと自信過剰《かじょう》になりすぎて、思いがけない失敗をしやすくなります。自分中心の行動をとることになって、人間関係がうまくいかなくなることだってあります。

マイナス思考であっても、プラス思考であっても、どちらか極端になってしまうのは、けっしてよいことではないのです。

物事にはよい面もあれば、よくない面もあります。それに、状況は次々と変わっていきます。現実は常に動いています。

ストレスと上手につき合うためには、そうした動きのある現実を少し客観的に見ながら、その時々の問題に対応していく柔軟《じゅうなん》性が必要です。

もっとも、柔軟に対応するというのは、頭ではわかっても、実際にそれを実行するのは困難です。

頭の中だけで切りかえようとしても、そう簡単にはいきません。

そうしたときには、思いこみの世界から現実の世界に立ち返って、自分が考えていることが、どの程度現実にそったものかを、もう一度検討してみましょう。

そのためには、気持ちが動揺《どうよう》したときに、頭に浮かんでいる考えに注目します。

つらい気持ちになったとき、私たちは、

「大変なことになった」

「もうどうすることもできない」

「なんて自分はダメなんだ」


といった厳しい言葉を自分に投げかけているものです。

そのように考えると、それがいかにも現実のように思えてきます。

もちろん問題はあるのですから、その問題に対処する必要はありますが、自分でことさら問題を大きくすることはありません。

ストレスを感じるようになったときには、ちょっと立ちどまって、自分が自分に不用意に厳しい言葉を投げかけていないかどうか、振り返ってみてください。

そうすれば、冷静に現実の問題に対処できるようになります。本来の自分の力を引き出すことができるようになります。

このように、考え方や受けとり方を変えながら、問題に対処して気持ちの整理をしていく方法を、専門的には「認知再構成法」と呼びます。

その基本的なポイントは、自分の考えに振りまわされすぎないで、現実に目を向けて情報収集するところにあります。

ここで、「認知再構成法」をわかりやすく書きこみ式にした「かんたんコラム法」を紹介しておきます。

それを表に示しましたが、気持ちが動揺したりつらくなったりしたときに、その「状況」と、そのとき頭に浮かんだ考え「自動思考」を書きこみます。

次に、現実的で問題解決につながるような、バランスのとれた「適応的思考」を書きこみ、それによって「気分」が変化したかどうかを見て、次に取り組んでいく「今後の課題」を書きこむようにします。

このコラムに書きこむことで、行きづまったように思えた考えがしなやかになり、問題に的確に対応できるこころの力を引き出すことができるようになります。

かんたんコラム（記入例）

① 状況	どのようなことが起こりましたか？ 彼（彼女）とケンカしてしまい、ひどく落ち込んだ。
② 自動思考	どのような考えが頭に浮かびましたか？ ・こんなつまらないことで腹を立てる自分はダメな人間だ。 ・別れることになるかもしれない。
③ 適応的思考	バランスのよい考えをしてみましょう。 ・自分はダメな人間だと考えた。しかし、相手も悪かったのだから、一方的に自分を責めることはない。 ・別れることになるかもしれないと考えたが、以前にもぶつかって仲直りをしたことがある。これをきっかけに二人の関係についてよく話し合うことができれば、ケンカをしたことがかえってよかったのかもしれない。
④ 気分の変化	気分は変わりましたか？ 少し楽になった。
⑤ 今後の課題	気づいたことや、今後の課題を書き出してみましょう 自分から連絡して、何が問題だったかを冷静に話し合おう。

かんたんコラム

① 状況	どのようなことが起こりましたか？
② 自動思考	どのような考えが頭に浮かびましたか？
③ 適応的思考	バランスのよい考えをしてみましょう。
④ 気分の変化	気分は変わりましたか？
⑤ 今後の課題	気づいたことや、今後の課題を書き出してみましょう

これは、私が監修している認知行動療法活用サイト「こころのスキルアップ・トレーニング」（http://cbtjp.net/）に掲載されていますし、スマートフォンのアプリにもなっています。またこのサイトには、より詳しく考えや行動を振り返って、考えを切りかえる練習をする「こころが晴れるコラム」など、他の形式のコラム法も紹介していますので、参考にしてください。

コラム

考えを切りかえて、こころの潜在力を引き出そう

認知行動療法のスキルの一つ「認知再構成法」を使ったストレス・マネジメントの手法は、企業で働いている人のこころの健康を保ち、パフォーマンスを高めるために役に立つことがわかってきています。

ストレスが企業の業績に与える影響は深刻で、ストレスが原因の経済損失を金銭評価した調査によると、精神的な不調で休職することによる損失は年間約４６０億円、自ら命を落とすことによる損失が約７０００億円、そして出社はしていても精神的不調に苦しんでいることによる損失が４兆円以上とされています。

この額の多さを考えると、企業でのストレス対策は、コストというより投資と考えたほうがよいと私は思っています。

そこで、ある企業の社内研修で、認知行動療法の考え方を切りかえる方法「認知再構成法」の練習をしてもらいました。その後、保健師がメールで対応を指導したところ、その職場のうつ度が明らかに改善したのです。

しかしメール指導は保健スタッフの負担が大きすぎるので、研修の後、私が監修しているウェブサイト「こころのスキルアップ・トレーニング」を使って、自己学習をするプログラムの効果について研究をしました。

２つの企業で、それぞれ２００人くらいの職場全員に参加してもらったのですが、そうすると一つの企業では精神的に健康な状態にある人たちのパフォーマンスの自己評価が高くなりました。

いままで以上に自信をもって仕事に取り組めるようになったのです。

もう一つの企業では、こころが若干疲れていた人たちのストレス状態が改善しました。しかも研修の後に「こころのスキルアップ・トレーニング」サイトを続けて使っていた人たちのほうが、その効果が長続きしたのです。同様の効果は、教員の方々に参加していただいた研究でも確認されています。

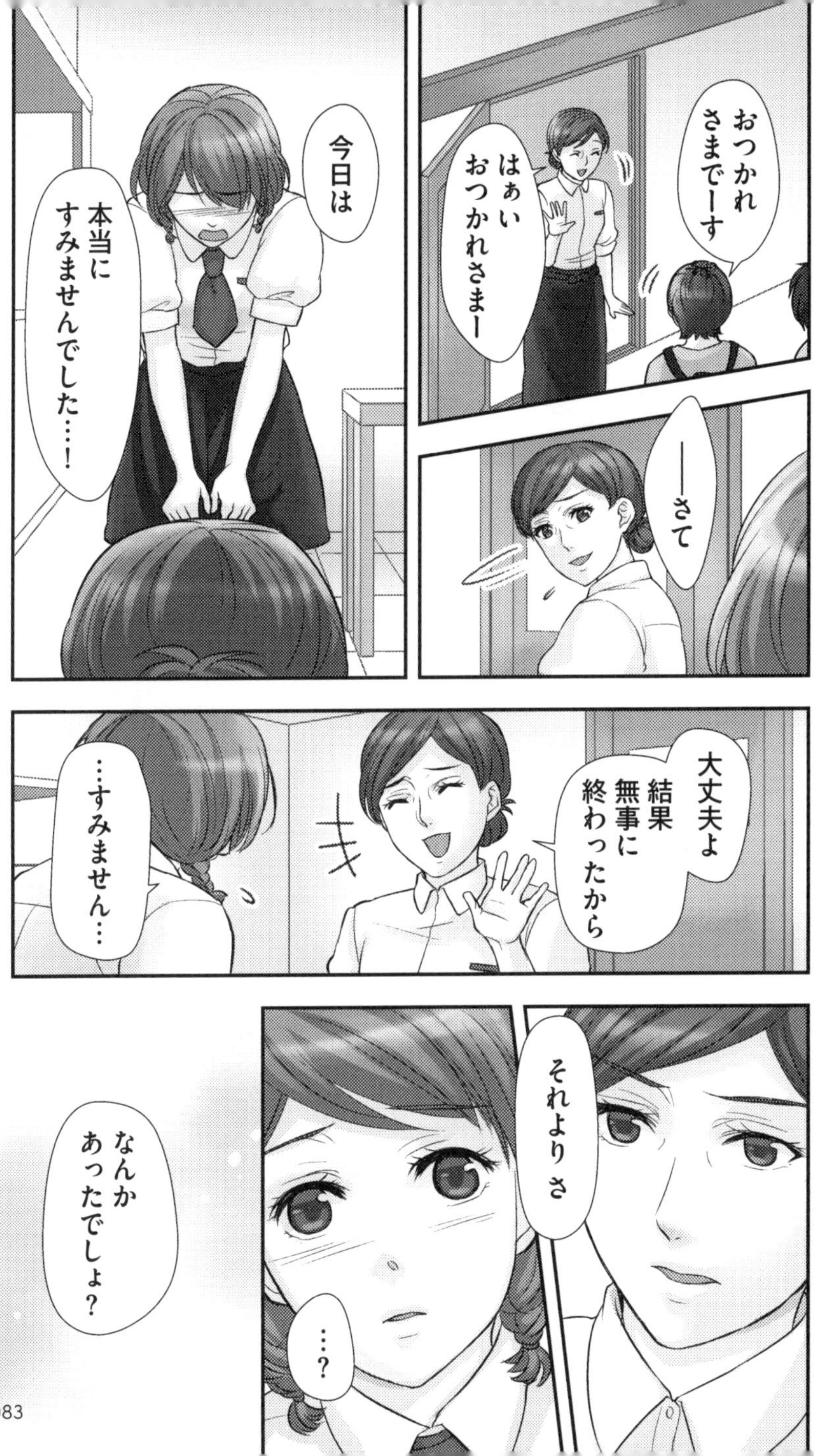
おつかれさまでーす
はぁい おつかれさまー
——さて
今日は
本当にすみませんでした…！
大丈夫よ 結果 無事に終わったから
…すみません…
それよりさ
なんかあったでしょ？
…？

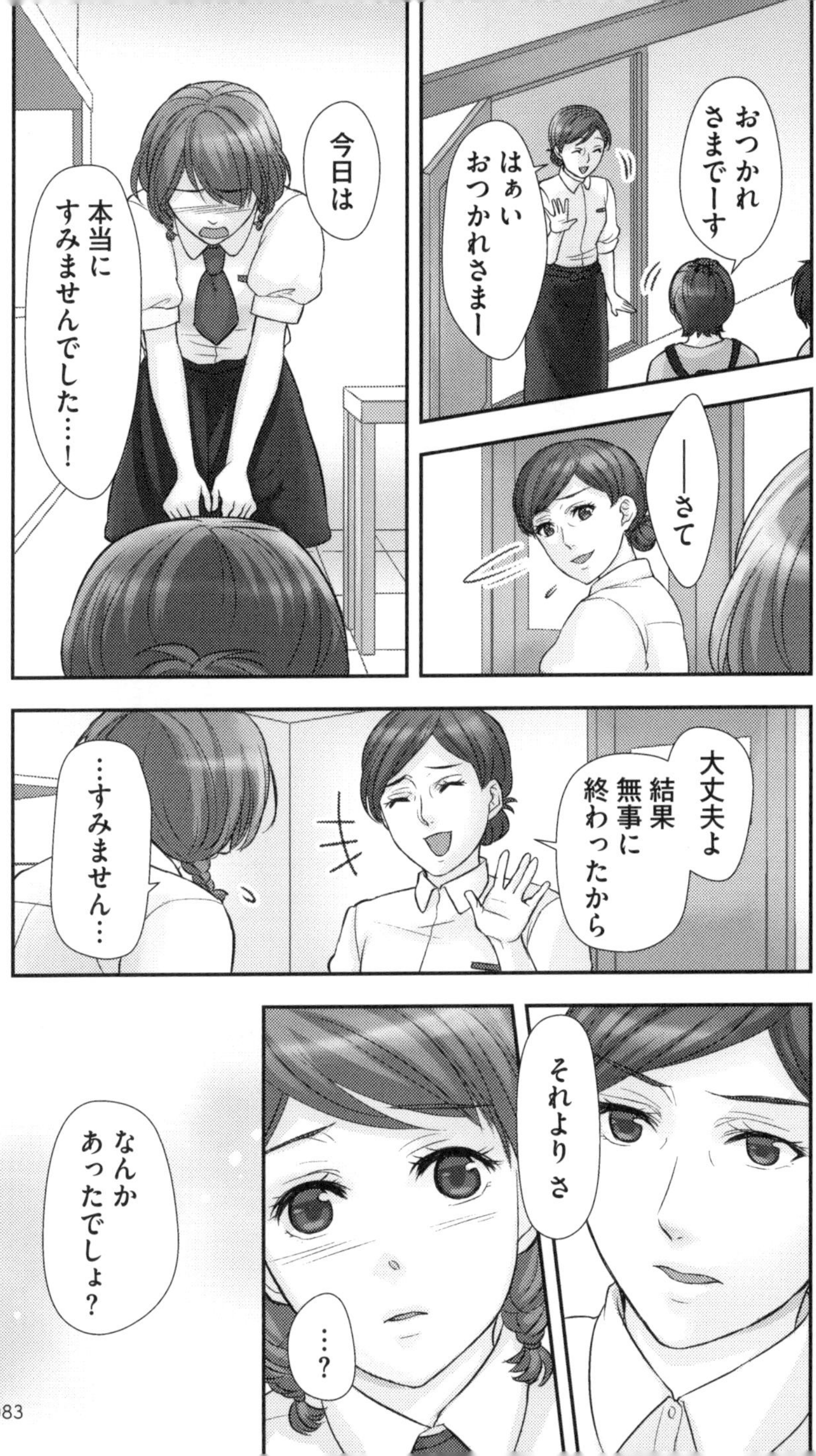

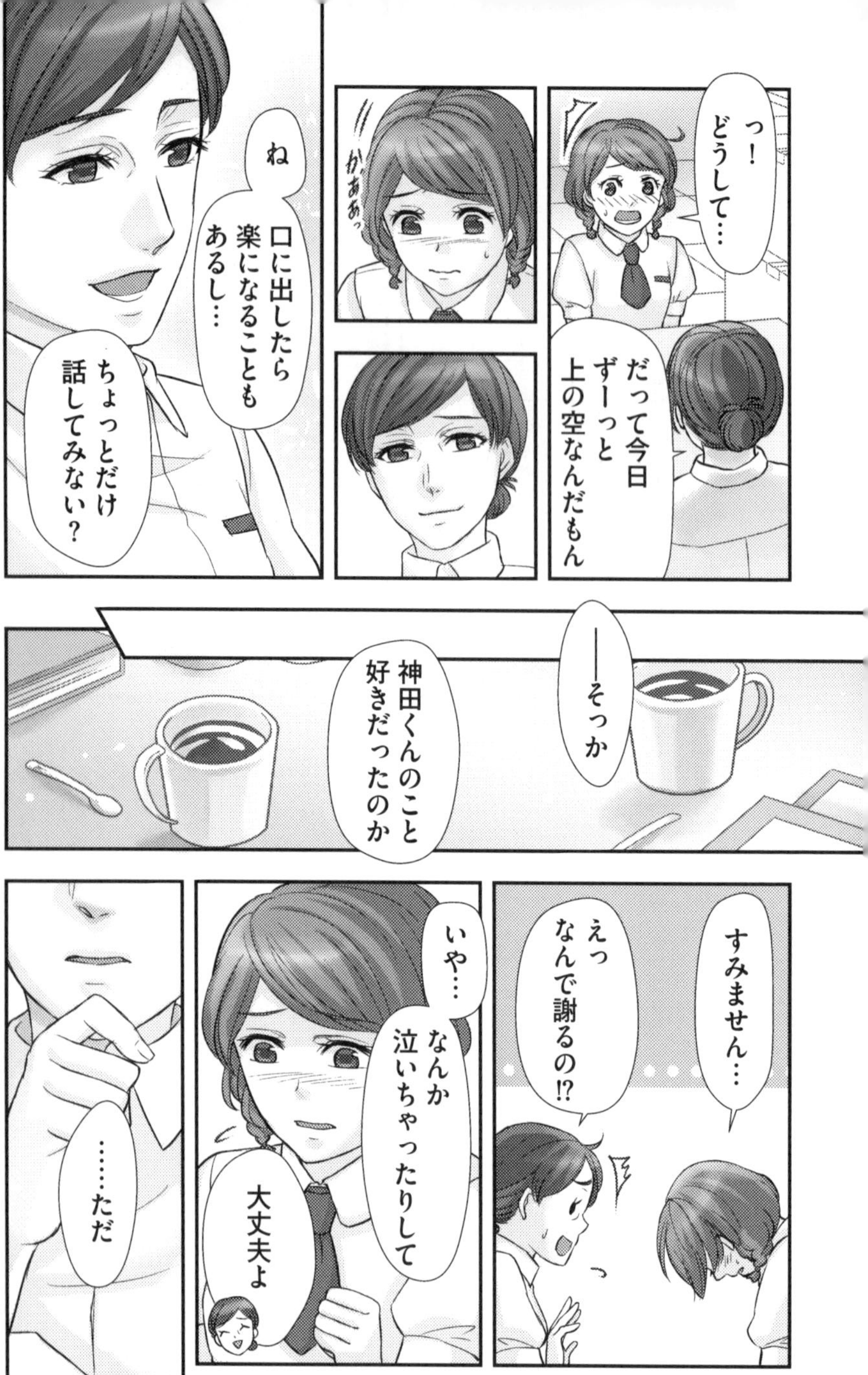
っ！どうして…
だって今日ずーっと上の空なんだもん
かああっ
ね
口に出したら楽になることもあるし…
ちょっとだけ話してみない？
――そっか
神田くんのこと好きだったのか
すみません…
えっなんで謝るの!?
いや…
なんか泣いちゃったりして
大丈夫よ
……ただ

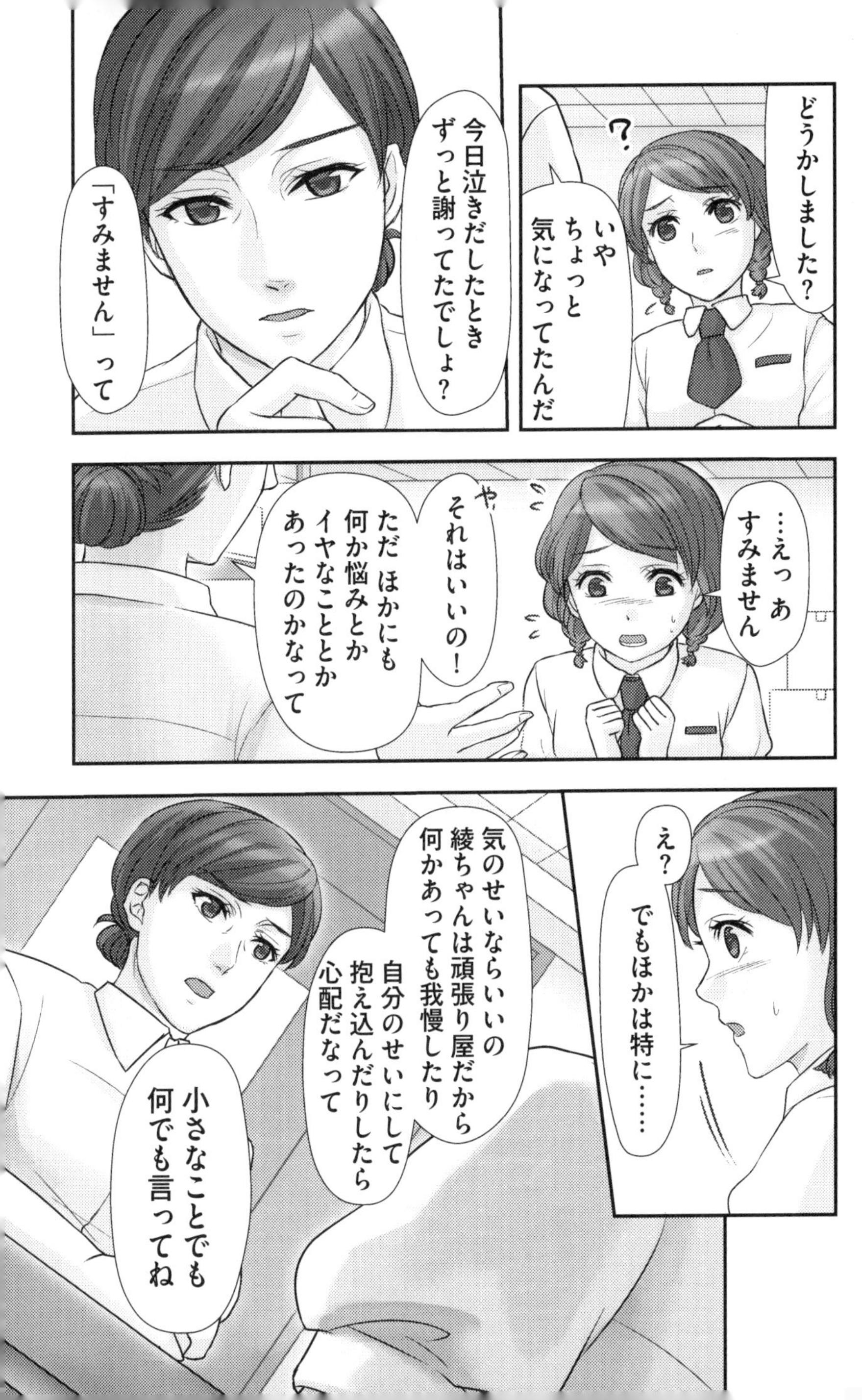
どうかしました？
？
いや ちょっと 気になってたんだ
今日泣きだしたとき ずっと謝ってたでしょ？
「すみません」って
…えっぁ すみません
や、 それはいいの！
ただほかにも 何か悩みとか イヤなこととか あったのかなって
え？
でもほかは特に……
気のせいならいいの 綾ちゃんは頑張り屋だから 何かあっても我慢したり
自分のせいにして 抱え込んだりしたら 心配だなって
小さなことでも 何でも言ってね

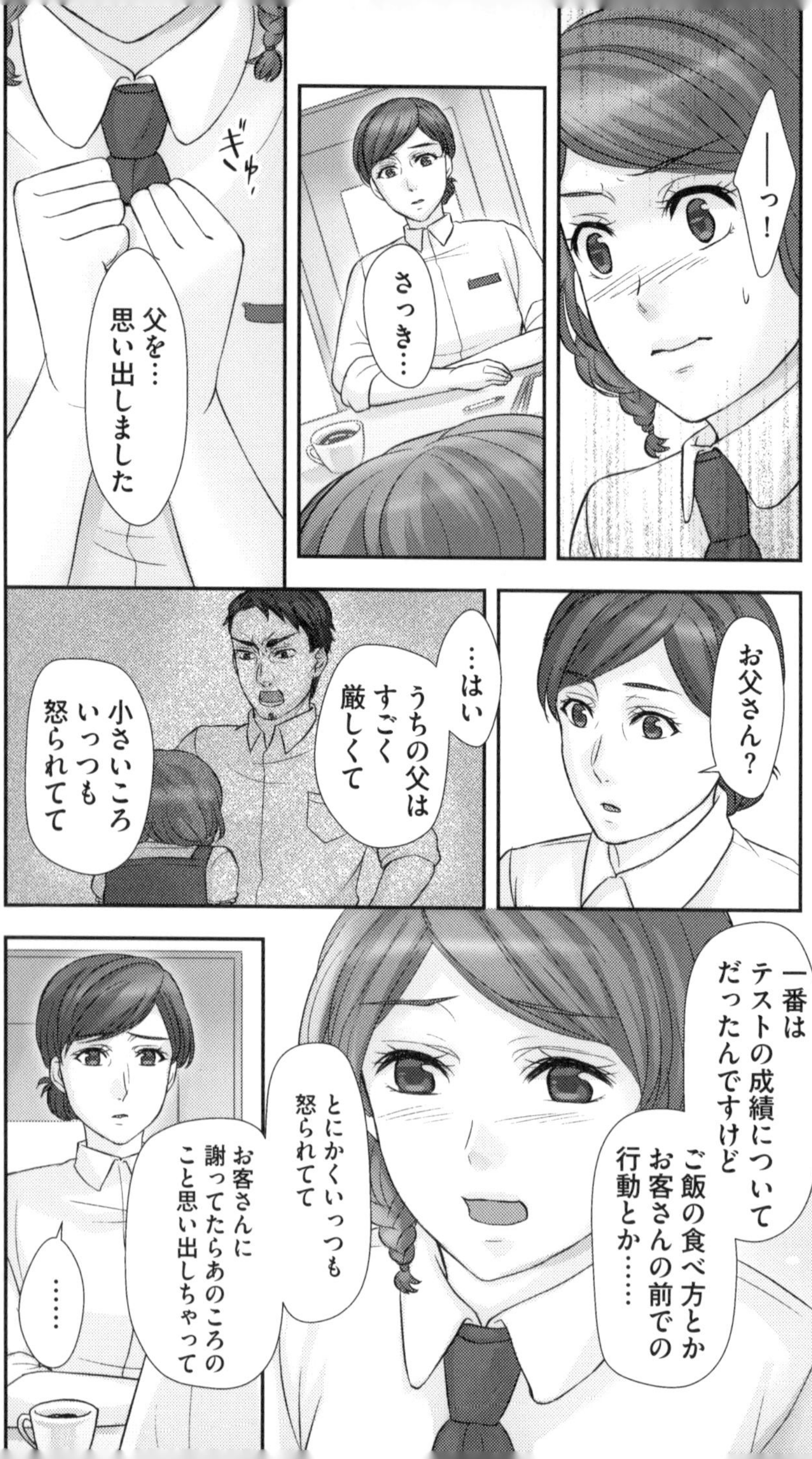

――っ!
さっき…
ギュ
父を…
思い出しました
お父さん?
…はい
うちの父はすごく厳しくて
小さいころいっつも怒られてて
一番はテストの成績についてだったんですけど
ご飯の食べ方とかお客さんの前での行動とか……
とにかくいっつも怒られてて
お客さんに謝ってたらあのころのこと思い出しちゃって
……

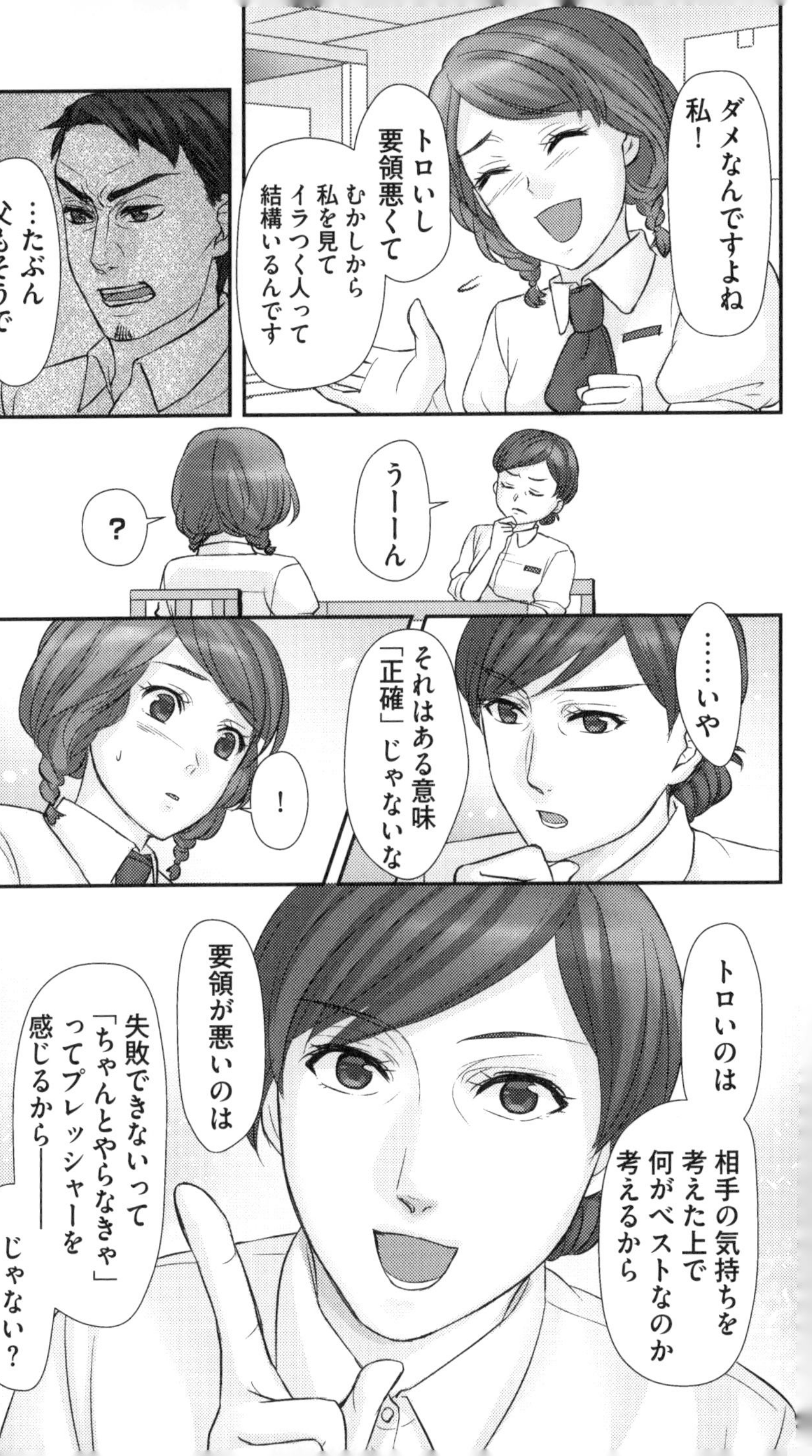

ダメなんですよね 私！
トロいし 要領悪くて
むかしから 私を見て イラつく人って 結構いるんです
…たぶん 父もそうで
うーーん
？
……いや
それはある意味 「正確」じゃないな
！
トロいのは
相手の気持ちを 考えた上で 何がベストなのか 考えるから
要領が悪いのは
失敗できないって 「ちゃんとやらなきゃ」 ってプレッシャーを 感じるから——
じゃない？

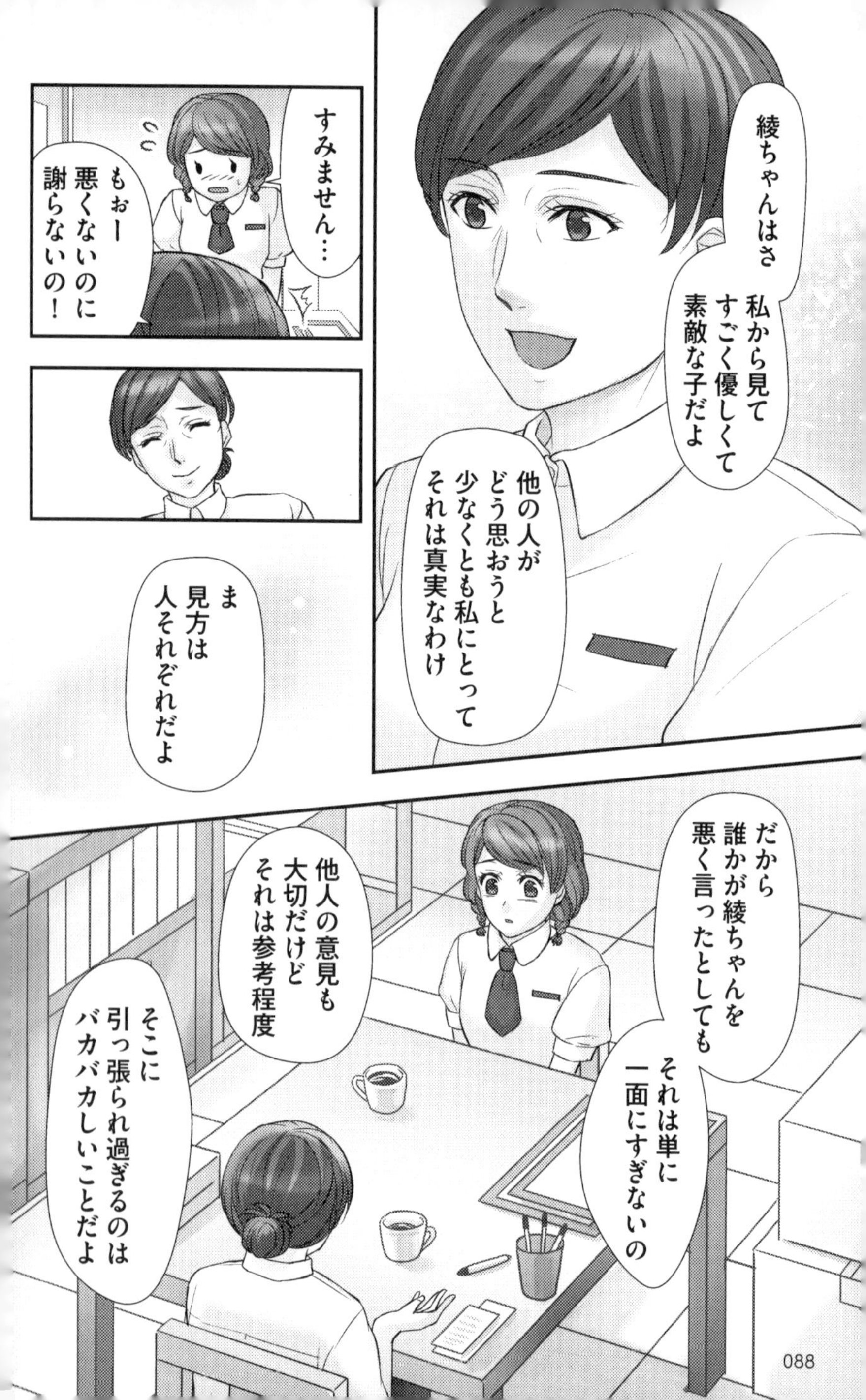
綾ちゃんはさ
私から見て すごく優しくて 素敵な子だよ
他の人が どう思おうと 少なくとも私にとって それは真実なわけ
すみません…
もぉー 悪くないのに 謝らないの！
ま 見方は 人それぞれだよ
だから 誰かが綾ちゃんを 悪く言ったとしても
それは単に 一面にすぎないの
他人の意見も 大切だけど それは参考程度
そこに 引っ張られ過ぎるのは バカバカしいことだよ

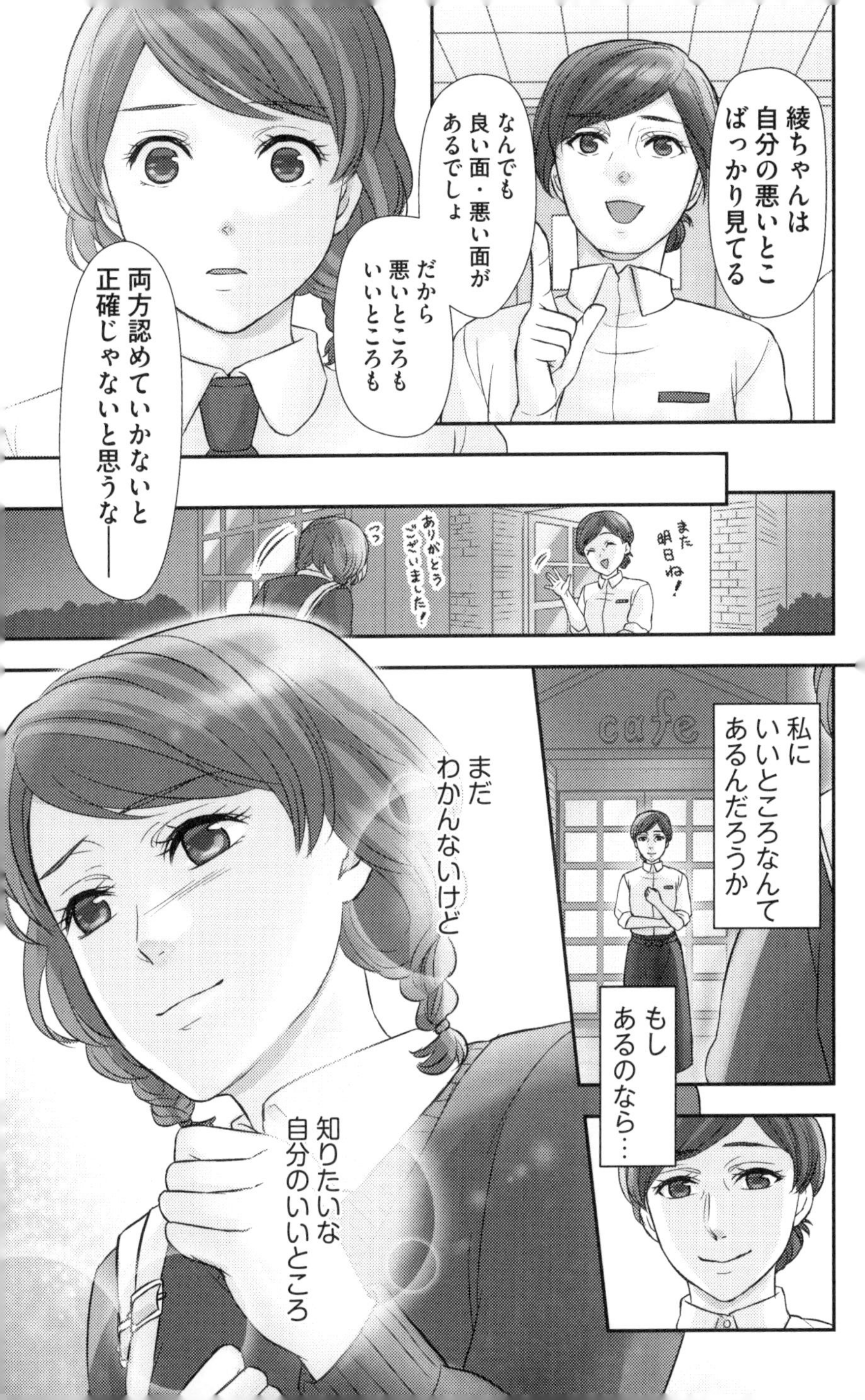
綾ちゃんは自分の悪いとこばっかり見てる
なんでも良い面・悪い面があるでしょ
だから悪いところもいいところも
両方認めていかないと正確じゃないと思うな——
また明日ね！
ありがとうございました！
っ
私にいいところなんてあるんだろうか
もしあるのなら…
まだわかんないけど
知りたいな自分のいいところ

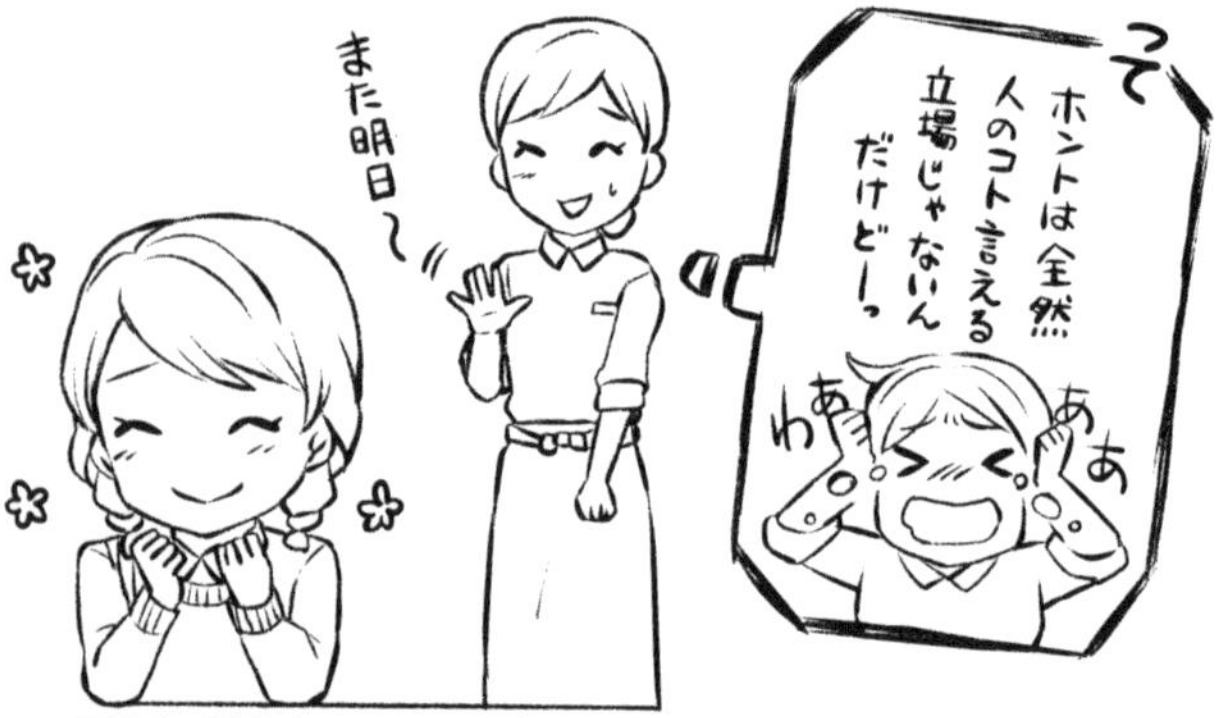
また明日〜
ってホントは全然人のコト言える立場じゃないんだけどーっ
わあ
ああ

元気に帰宅中の
バイト・綾

自己嫌悪中の
店長・晶子

Chapter

4

つらい現実を乗りきるには?

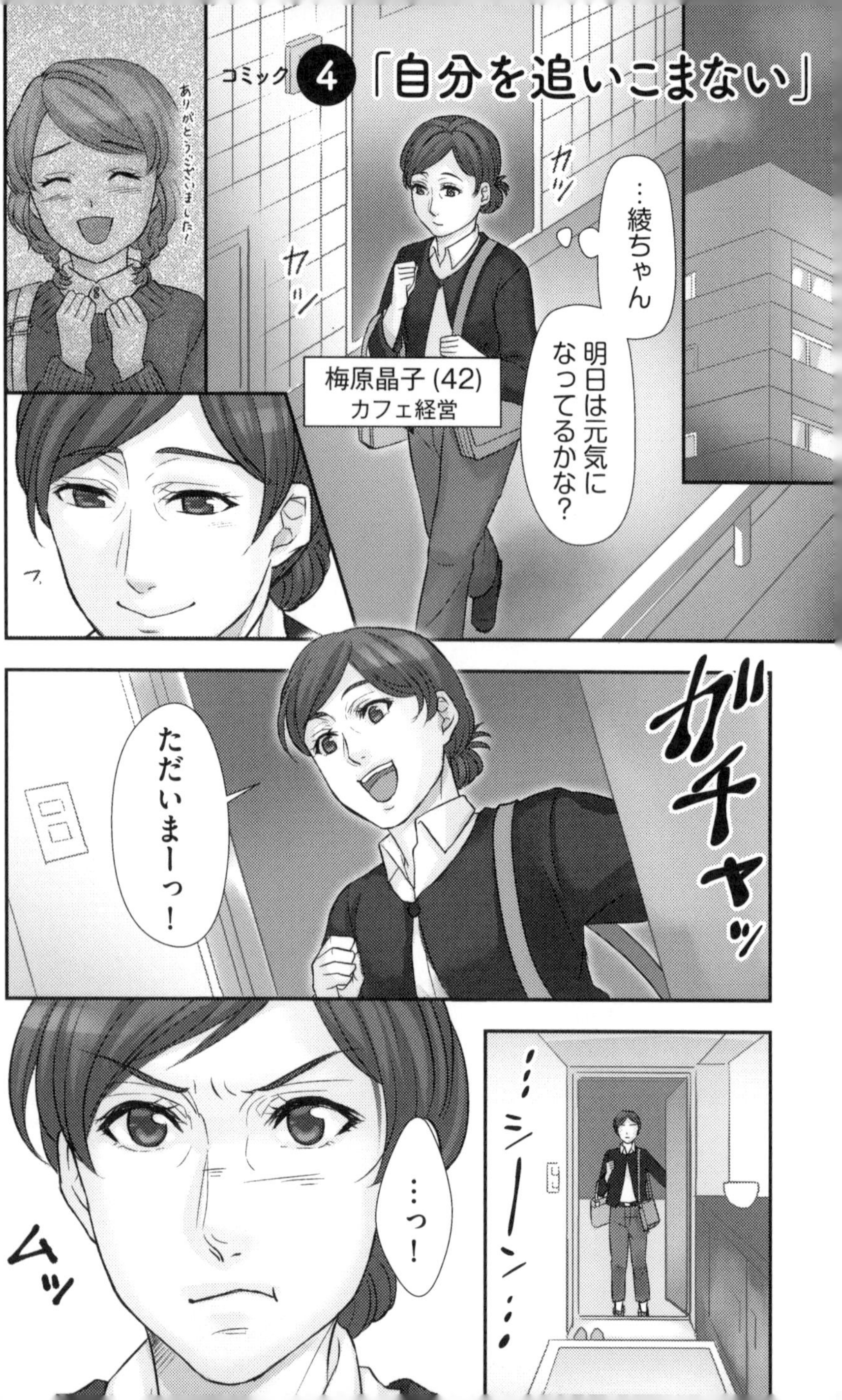
コミック4「自分を追いこまない」
カツ
カツ
…綾ちゃん
明日は元気になってるかな？
梅原晶子 (42)
カフェ経営
ありがとうございました！
ガチャッ
ただいまーっ！
…シーーン…
…っ！
ムッ

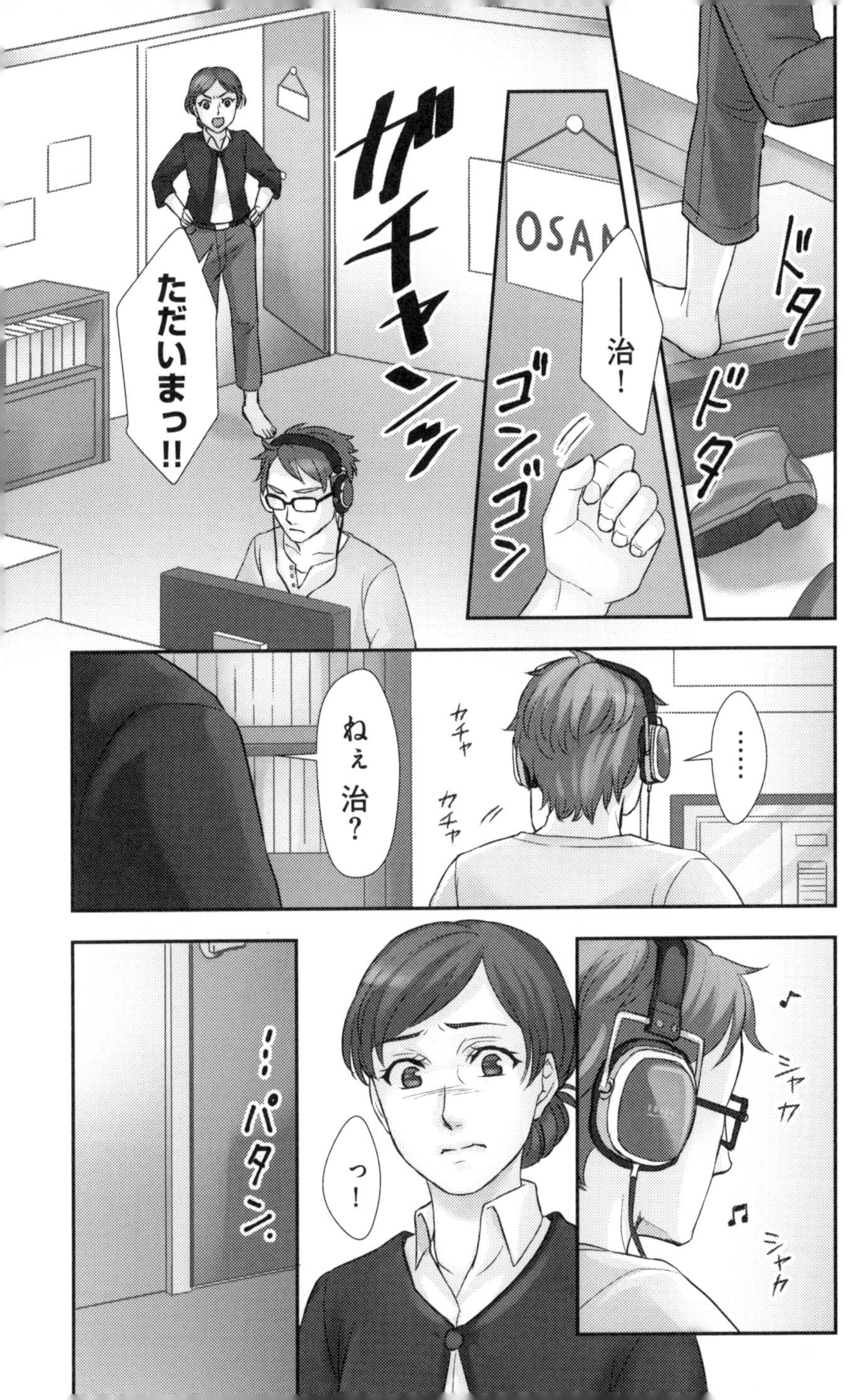
ドタ
ドタ
ドタ
――治！
ゴンゴン
ガチャンッ
ただいまっ!!
……
カチャ
カチャ
ねぇ治？
シャカ
シャカ
っ！
…パタン。

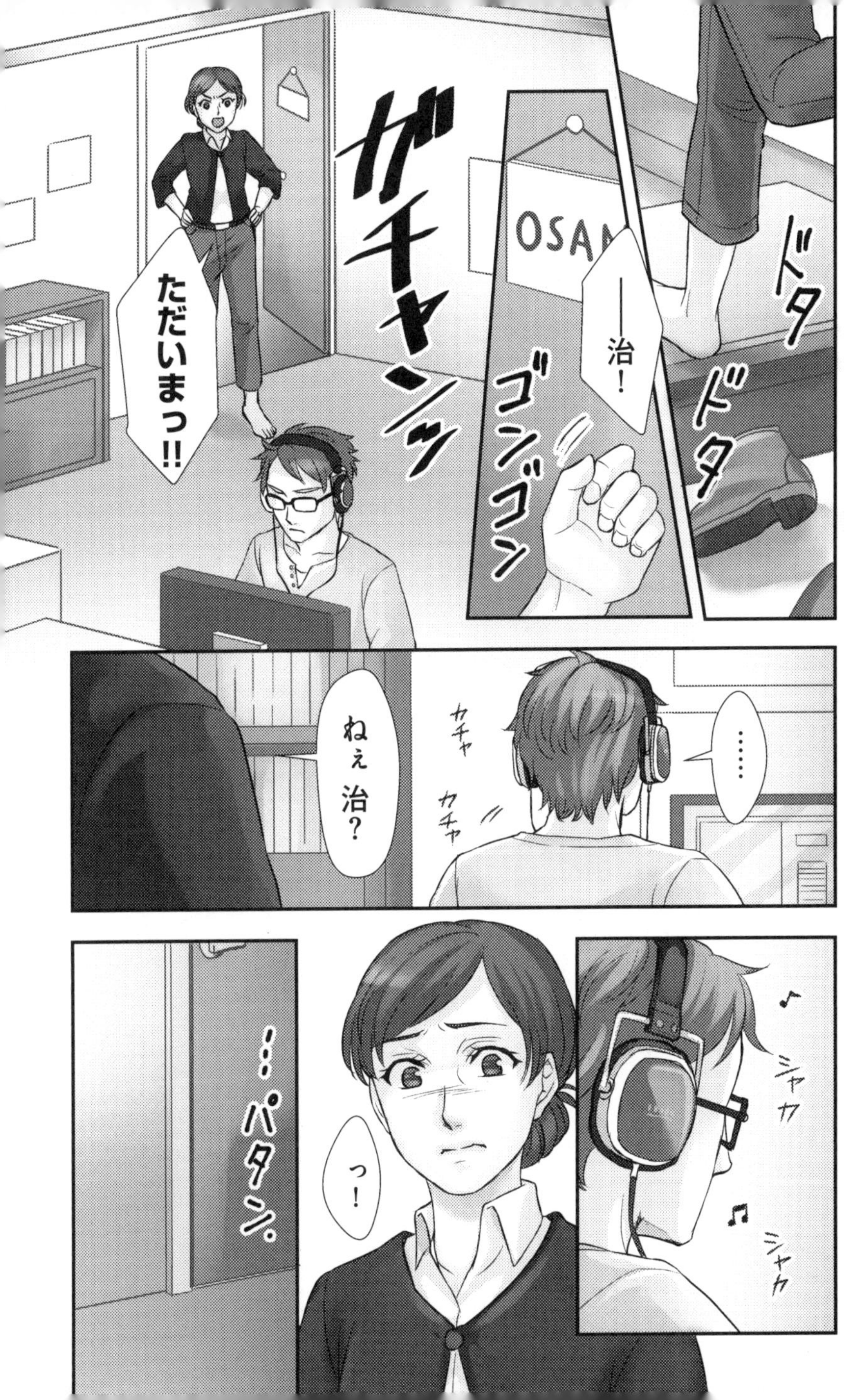

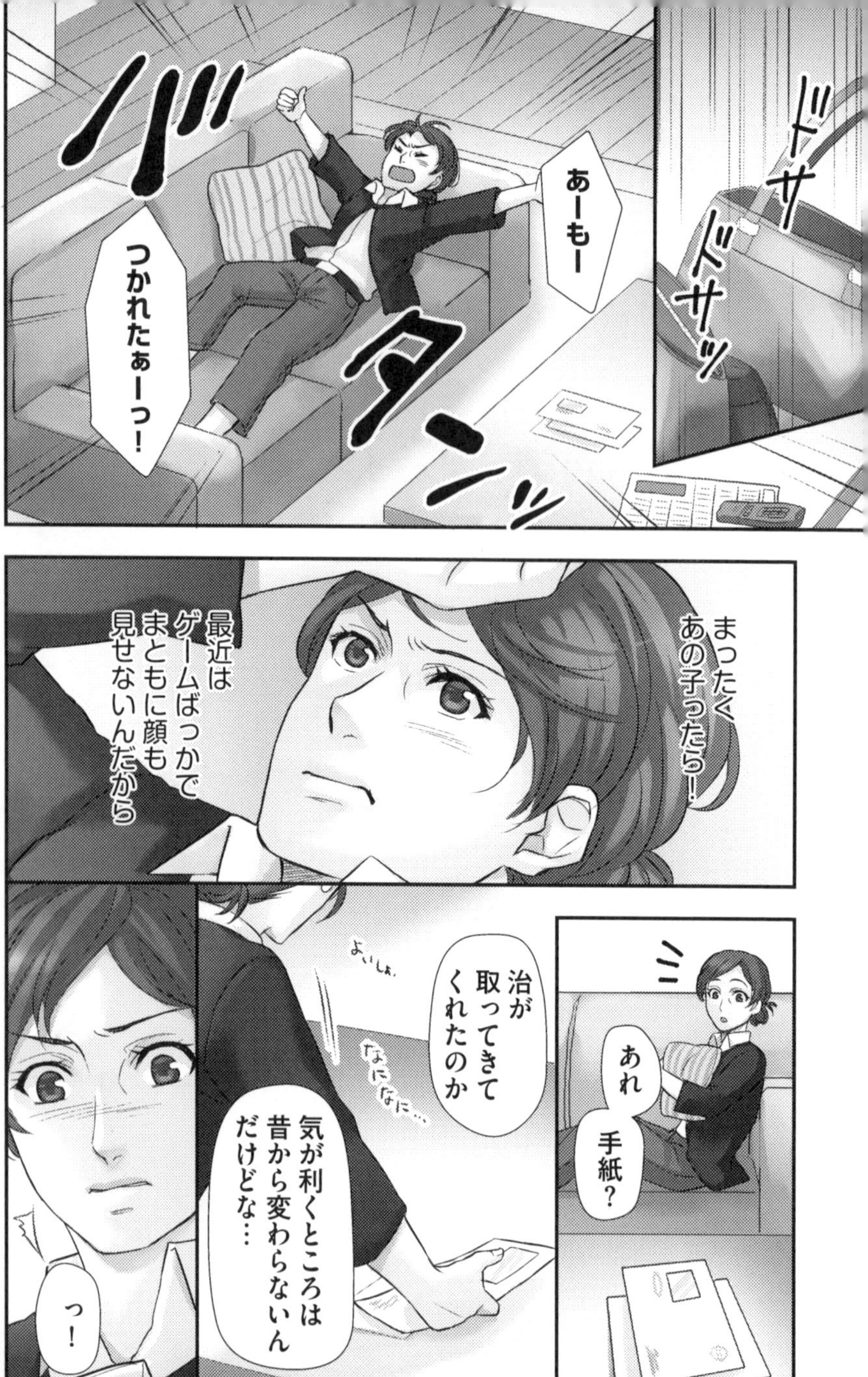
ドサ
ドサッ
バッ
あーもー
つかれたぁーっ!
ターンッ
まったく
あの子ったら!
最近はゲームばっかでまともに顔も見せないんだから
あれ
手紙?
治が取ってきてくれたのか
よいしょ
なになに…
気が利くところは昔から変わらないんだけどな…
っ!

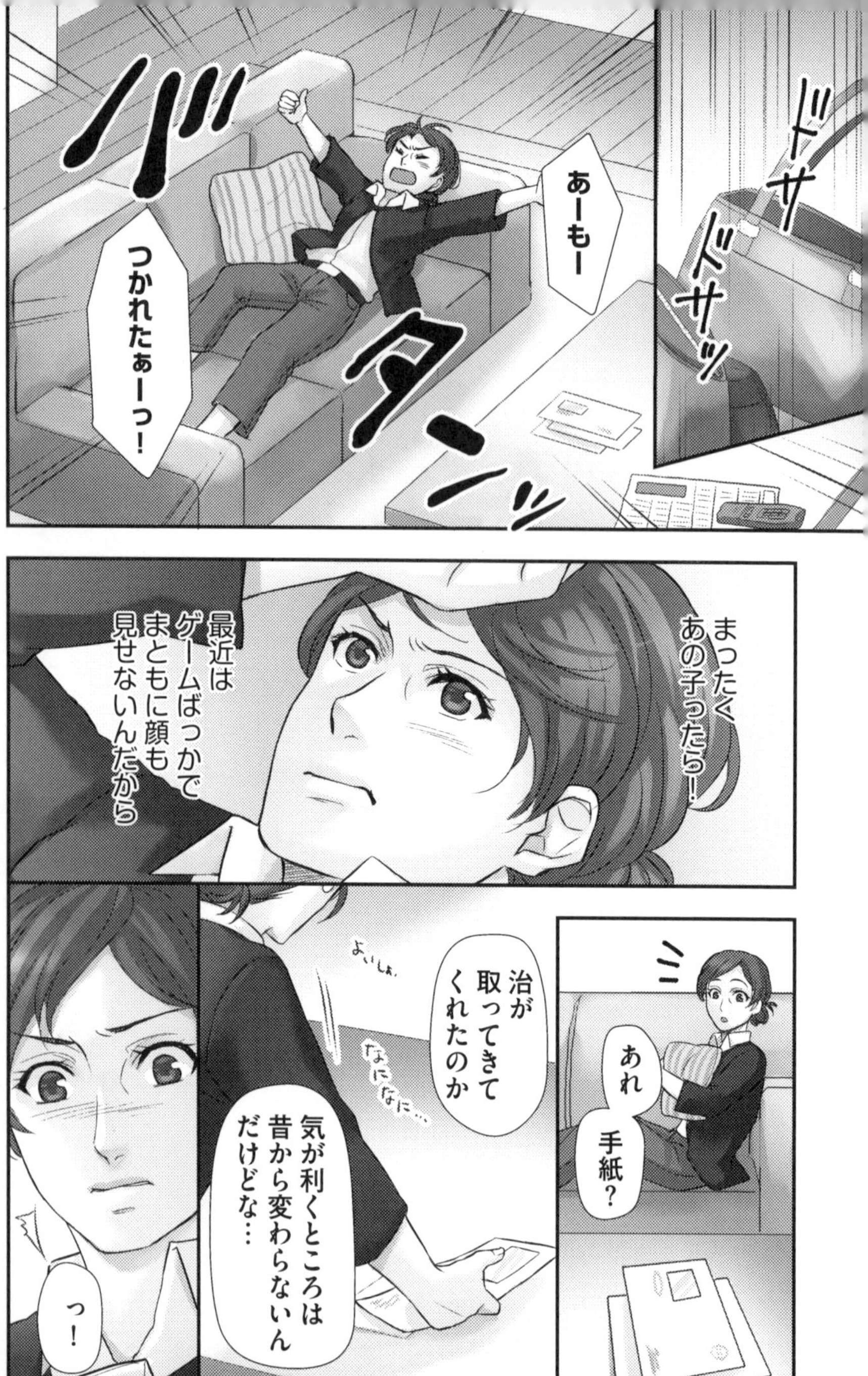

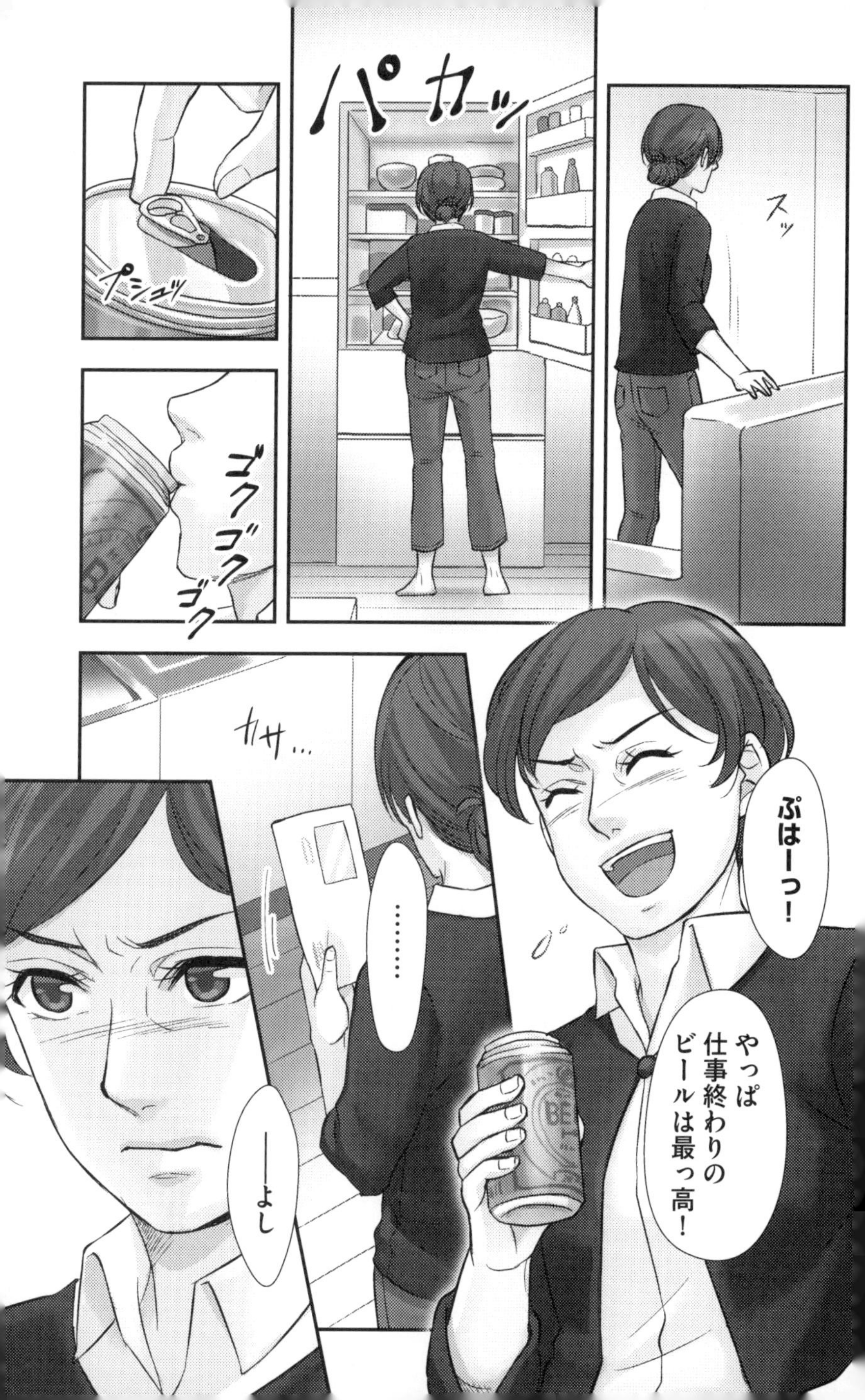
スッ
パカッ
プシュッ
ゴクゴクゴク
ぷはーっ！
やっぱ仕事終わりのビールは最っ高！
カサ…
……
――よし

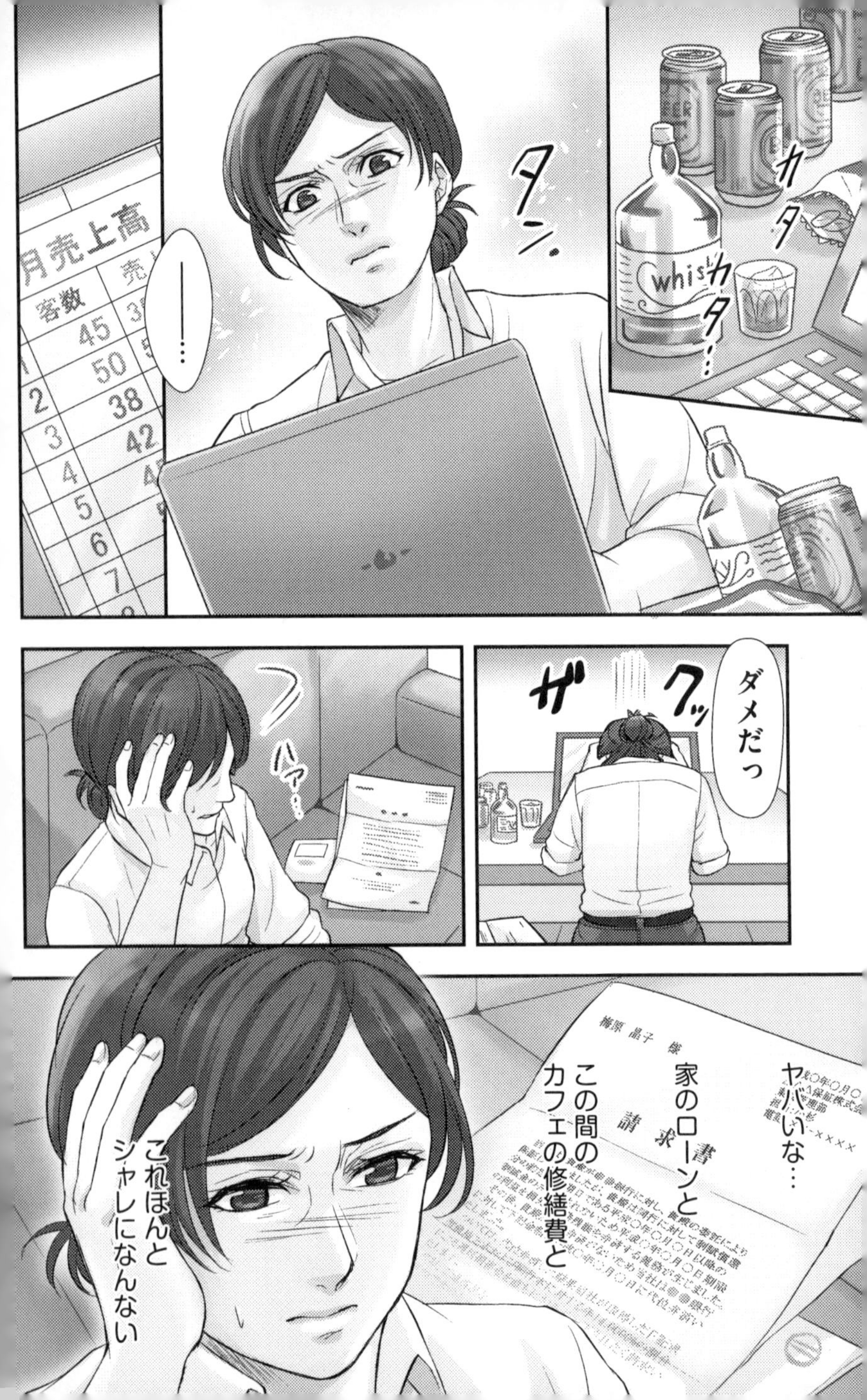
カタ
カタ…
タン．
―――!…
月売上高
客数
ザ
クッ
ダメだっ
ハァ…
ヤバいな…
家のローンと
この間のカフェの修繕費と
これほんとシャレになんない
梅原 晶子 様
請求書

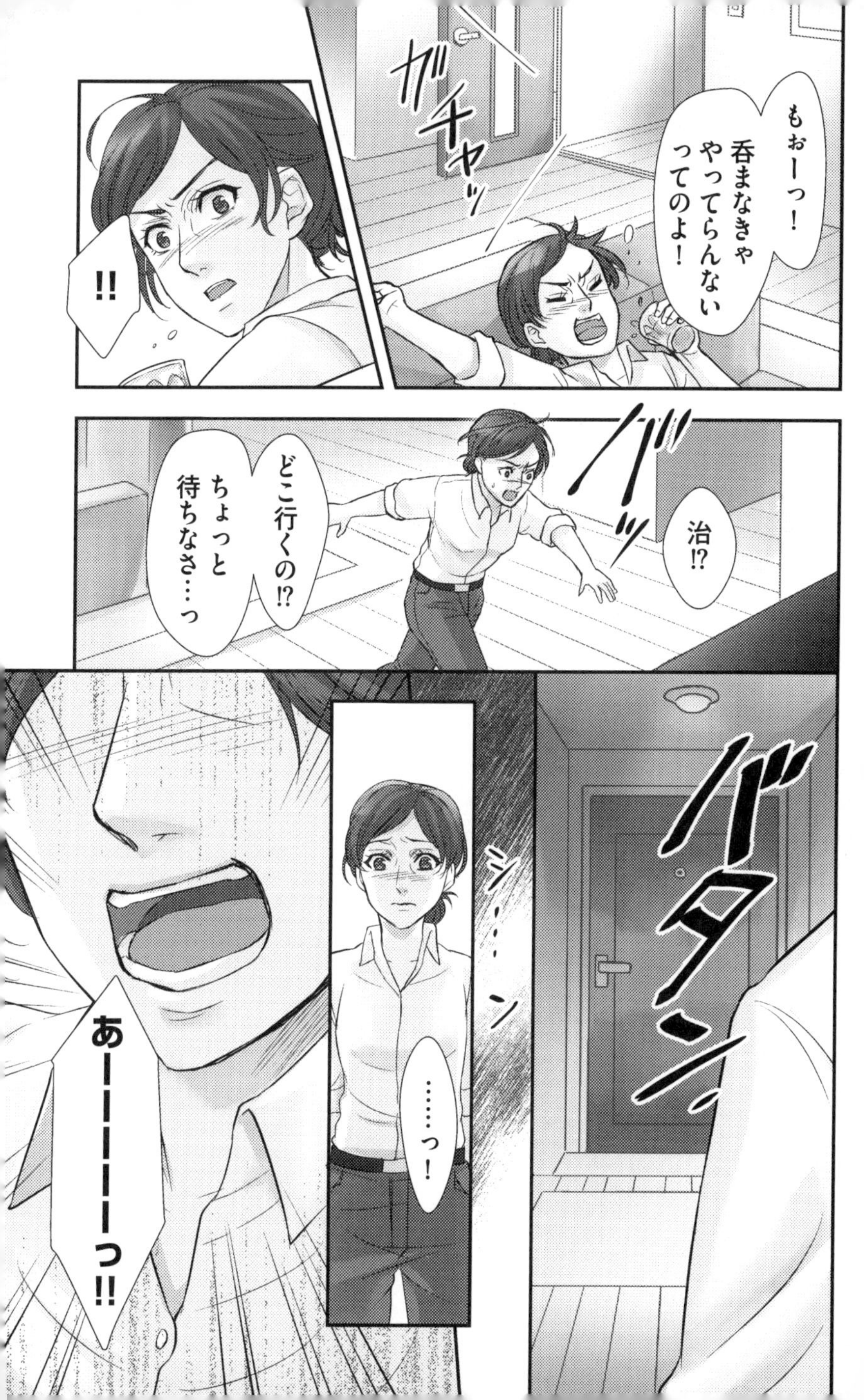
ガチャッ
もぉーっ！
呑まなきゃやってらんないってのよ！
!!
バッ
治!?
どこ行くの!?
ちょっと待ちなさ…っ
バタン
シ…ン
……っ！
あーーーーーっ!!

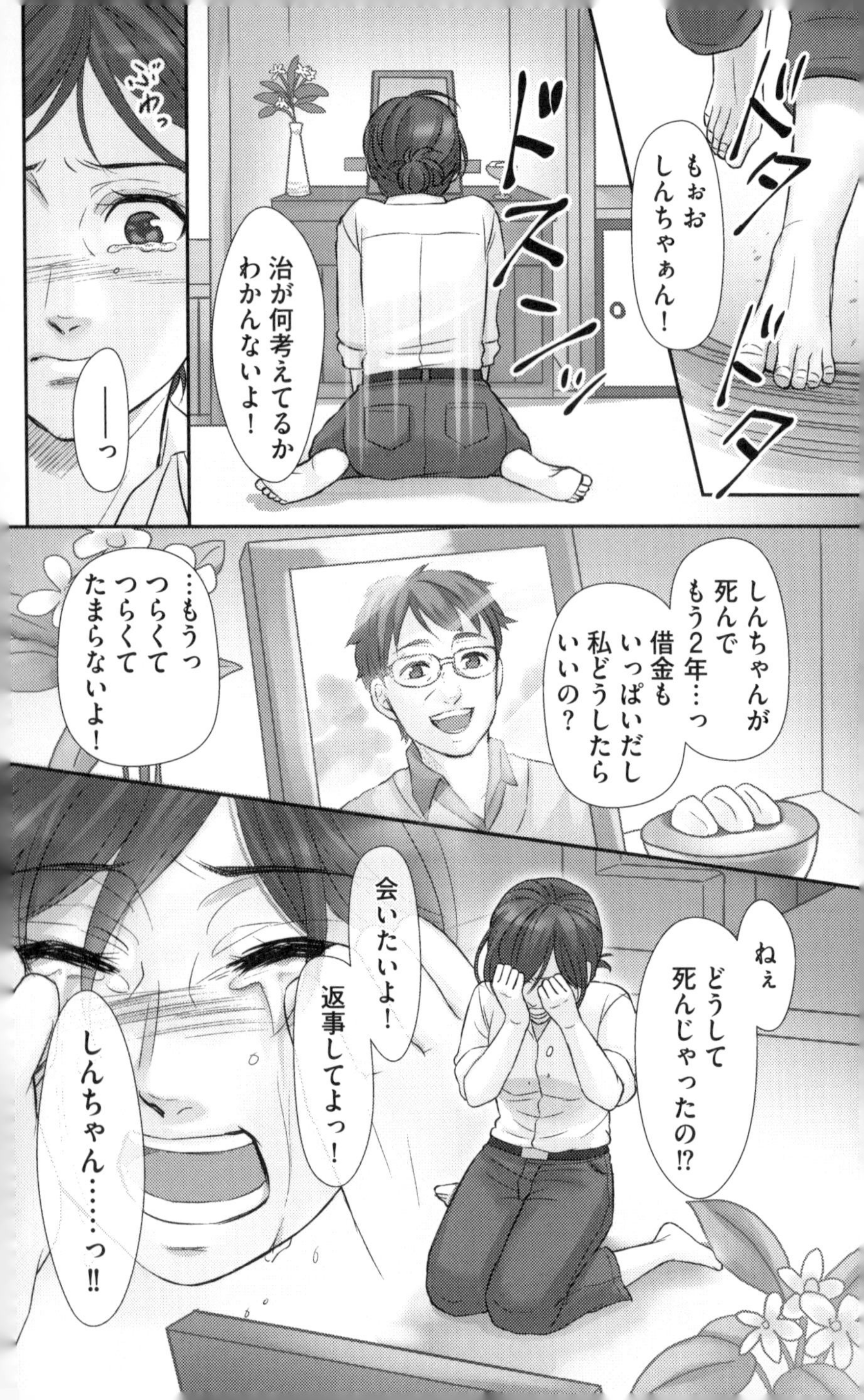
ドタドタ
もぉお しんちゃぁん!
ドスーンッ
治が何考えてるか わかんないよ!
ぶわっ
――っ
しんちゃんが 死んで もう2年…っ 借金も いっぱいだし 私どうしたら いいの?
…もうっ つらくて つらくて たまらないよ!
ねぇ どうして 死んじゃったの!?
会いたいよ! 返事してよっ!
しんちゃん……っ!!

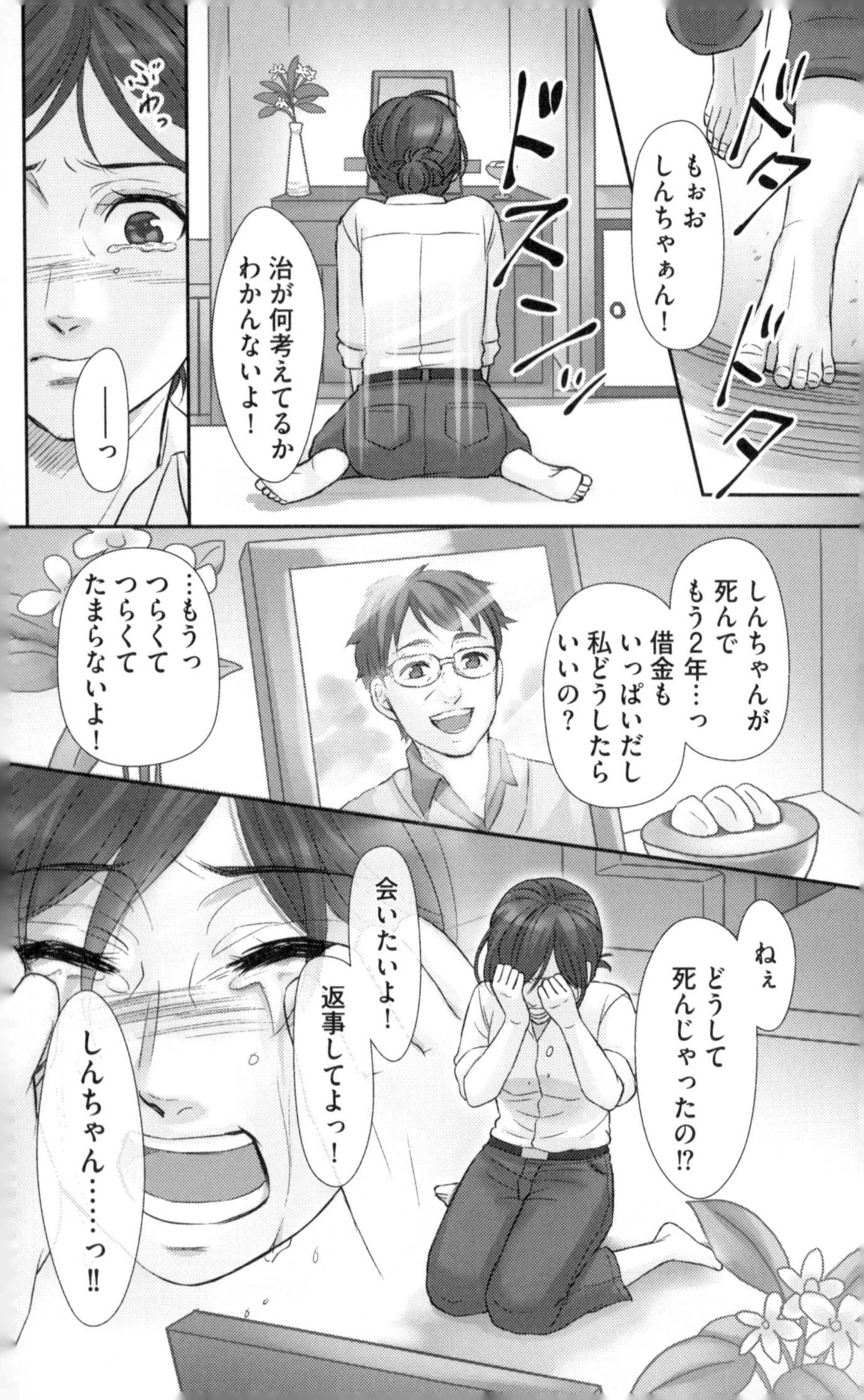

解説

04

問題と向き合う

ストレスを感じたときには、その原因になっている問題を解決する必要があります。

これはごく当たり前のように感じられるかもしれませんが、実際にストレスを感じているときには、なかなかそのような考え方ができないものです。

「なんで、こんな問題が起きたんだろう」

「自分の力ではとうてい解決できない」

いろいろな考えが頭を駆《か》けめぐって、問題を解決しようという気持ちにまでなれないことがしばしばです。

しかし、私たちが生きていくなかで問題に出合うのは当たり前のことです。

なんで起きたかと恨みがましく考えても、問題が解決できるわけではありません。

それに最初から解決できないと考えてしまうと、それ以上先に進めなくなり、本当に解決できなくなってしまいます。

解決できるかどうかは、やってみなければわかりません。

もちろん、すぐに問題を解決できるわけではありません。

私たちは、大変な思いをしているときほど、早くその問題を解決したいと考えるものです。

しかし、簡単に解決できるようであれば、そんなに大変な思いをしてはいないはずです。

つらいかもしれませんが、そういうときこそ、腰を落ちつけてゆっくり問題に取り組む必要があるのです。

そのときにもう一つ大事なことは、一気にたくさんの問題を解決しようとしないことです。

これもまたつらいときによくあることですが、私たちは、いろいろな問題を一気に解決したいと考えるものです。

しかし、自分が使える時間やエネルギーは限られています。

とくにストレスを感じているときには、それだけでエネルギーを使っていますから、一気に解決しようとしてもうまくいかないことがよくあります。

そうしたときには、まず一つ具体的な問題を決めて、その問題を解決するようにしてみてください。

「急がば、まわれ」です。一つうまくいけば、問題解決のコツがつかめて自信がつきますし、やる気も出てきます。

学生が成績を上げたいと考えたときのことを想像してみてください。

そのときに、成績を上げようと考えて、ただ闇雲《やみくも》に勉強しても、エネルギーを消耗《しょうもう》するだけで成果はあまり上がりません。

そのようなときには、たとえば次の中間試験の数学の成績が上がるように工夫し、努力してみるのです。

それがうまくいけば、次は学期末試験に向けて数学と英語の勉強をしてみる。

大きな岩を持ち上げようとして、重くて持ち上げられないときに、それを小さく砕《くだ》けば一つひとつが持ち上げられるようになるように、問題も細かく分けて一つひとつ取り組むことで解決できるようになってきます。

解決策を見つける基本法則

前では、問題を解決するためには、焦《あせ》って一気にたくさんの問題を解決しようとしないで、具体的な問題を決めて、一つひとつ解決することが大事だと書きました。

そのときに大切になる考え方に「数の法則」と「判断遅延の法則」があります。

このように書くと、ちょっと難しく感じられる人がいるかもしれませんが、これは私たちが日常生活の中で問題に出合ったときに、いつもやっていることです。

「数の法則」というのは、問題に出合ったときに、できるだけ多くの解決法を考えてみるということです。

そのとき、その解決法がよいかどうか、役に立つかどうかの判断は、解決方法を全部考えだしたと思えるまで先延ばしにします。これが、「判断遅延の法則」です。

私たちは、問題に出合ったときに、その解決法をあれやこれや考えます。

一人で考えることもあれば、家族や友だち、上司、いろいろな人の意見を聞きながら考えることもあるでしょう。

親しい人と仲違《なかたが》いをしたときのことを想像してみてください。

すぐに自分から電話をかけて謝《あやま》ったほうがよいか、それとも相手から電話が来るのを待ったほうがよいか。それとも共通の知人に相談して、その人から話をしてもらったほうがよいか。いろんな可能性を考えることでしょう。他の人に相談すれば、さらに新しい考えが出てくるかもしれません。

このようにして、解決法が多くなればなるほど、適切で使いやすい解決法が見つかりやすくなります。

ところが、私たちはそうしたときに、すぐに結論を出したくなることがあります。早く問題を解決したいからです。それに、最初に浮かんだ解決法が一番よいように思えて、それ以上考えようとしない傾向もあります。

最初に浮かぶということは、それだけ自分になじみがある解決法だからです。

そのために、たとえば、他の人に間に入ってもらうというのがよい場合でも、「迷惑をかけると悪いから」などと考えて、あきらめてしまっていることもあります。

しかし、その解決法がよいかどうかは、全部が出そろって、落ちついてから考えるようにしたほうがよいのです。

そうすることで、自分の思いこみから少し距離を置いて判断できるようになります。

そのようにして解決法を決めれば、あとはその方法を実践してみます。

できれば、実践の前に準備をするとよいでしょう。そして、問題が解決すればそれでよいでしょうし、解決しなければ次はそれが問題になります。

以上のことをまとめると、問題を上手に解決するためには、

① できるだけ具体的な問題を選ぶ
② できるだけ多くの解決法を考える
③ それぞれの解決法の長所と短所を比較検討する
④ 一つの解決法を選んで準備し実行する
⑤ その結果を見て次にどうすべきかを考える

という5段階が大事だということになります。

郵便はがき

162-0816

恐れ入ります
切手を
お貼りください

東京都新宿区白銀町1番13号

きずな出版 編集部 行

フリガナ

お名前　　　　男性／女性
　　　　　　　未婚／既婚

(〒　　-　　)
ご住所

ご職業

年齢　10代　20代　30代　40代　50代　60代　70代～

E-mail

※きずな出版からのお知らせをご希望の方は是非ご記入ください。

愛読者カード

ご購読ありがとうございます。今後の出版企画の参考とさせていただきますので、
アンケートにご協力をお願いいたします。

[1] ご購入いただいた本のタイトル

[2] この本をどこでお知りになりましたか？
1. 書店の店頭　2. 紹介記事（媒体名：　　　　　　　　　　　　　）
3. 広告（新聞／雑誌／インターネット：媒体名　　　　　　　　　　）
4. 友人・知人からの勧め　5.その他（　　　　　　　　　　　　　）

[3] どちらの書店でお買い求めいただきましたか？

[4] ご購入いただいた動機をお聞かせください。
1. 著者が好きだから　2. タイトルに惹かれたから
3. 装丁がよかったから　4. 興味のある内容だから
5. 友人・知人に勧められたから
6. 広告を見て気になったから
（新聞／雑誌／インターネット：媒体名　　　　　　　　　　　　　）

[5] 最近、読んでおもしろかった本をお聞かせください。

[6] 今後、読んでみたい本の著者やテーマがあればお聞かせください。

[7] 本書をお読みになったご意見、ご感想をお聞かせください。
（お寄せいただいたご感想は、新聞広告や紹介記事等で使わせていただく場合がございます）

ご協力ありがとうございました。

きずな出版　URL http://www.kizuna-pub.jp　E-mail 39@kizuna-pub.jp

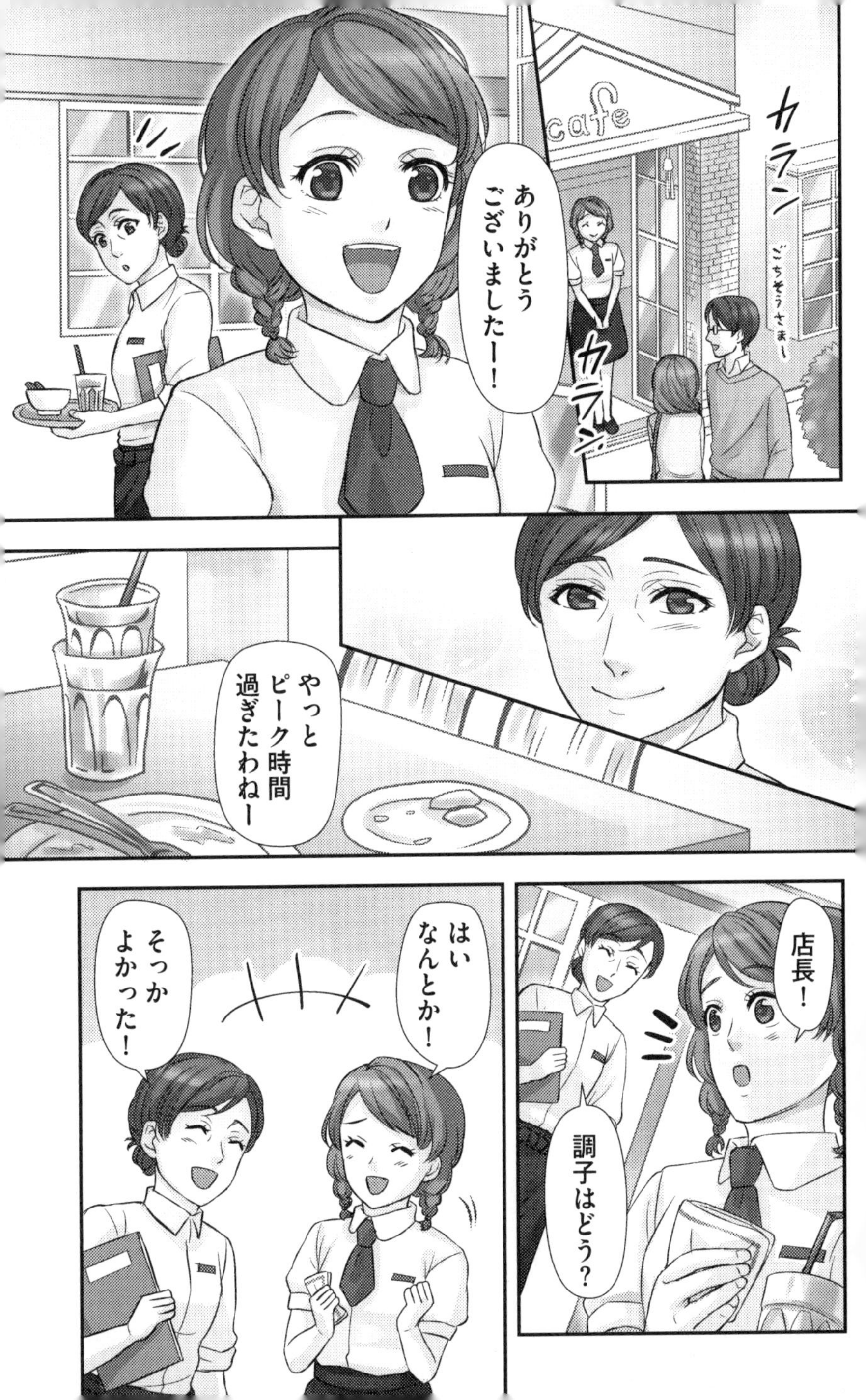
カランー
ごちそうさま～
カラン
ありがとうございましたー！
やっとピーク時間過ぎたわねー
店長！
調子はどう？
はいなんとか！
そっかよかった！

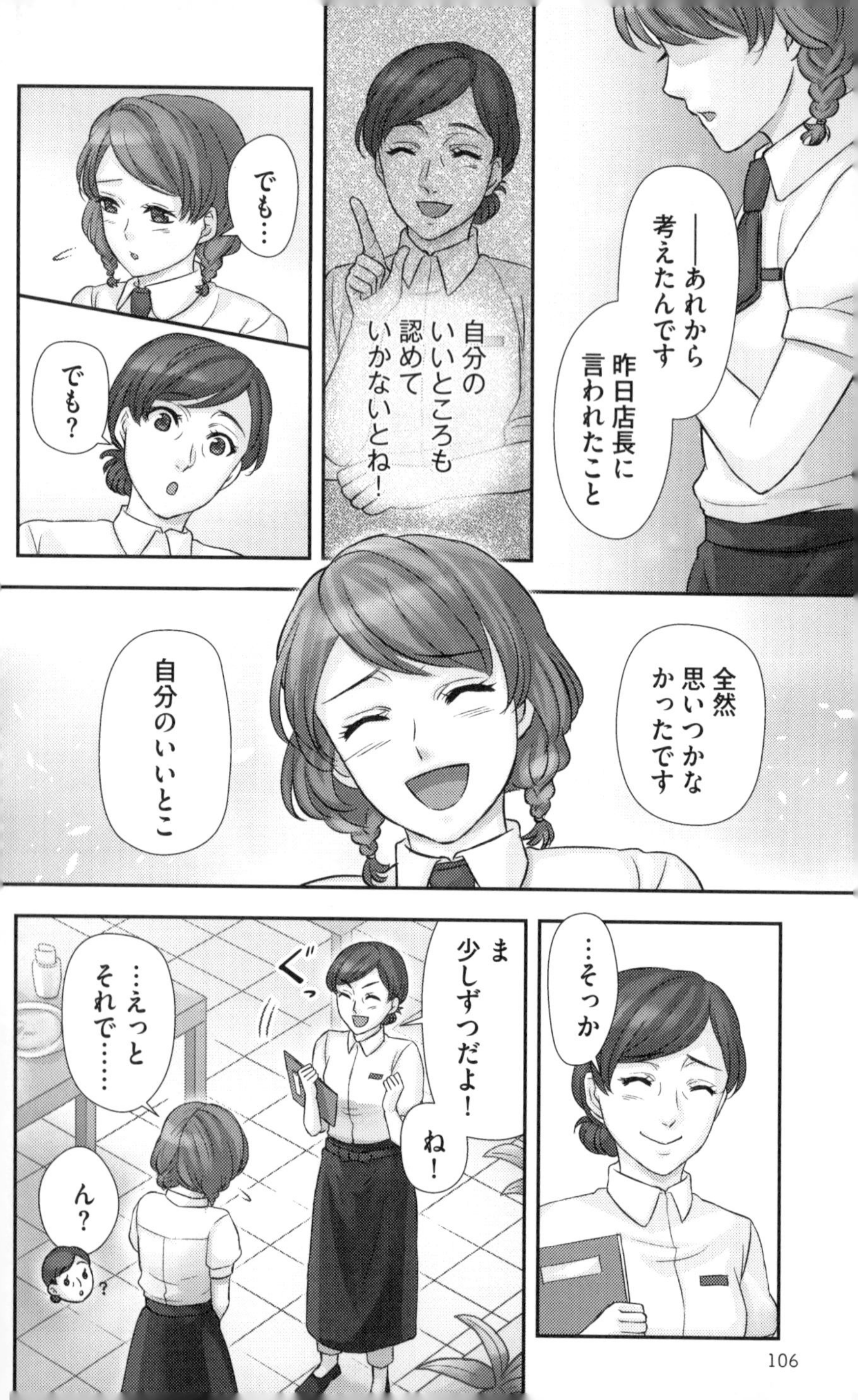
——あれから考えたんです
昨日店長に言われたこと
自分のいいところも認めていかないとね！
でも…
でも？
全然思いつかなかったです
自分のいいとこ
…そっか
ま少しずつだよ！
ぐっ
ね！
…えっとそれで……
ん？

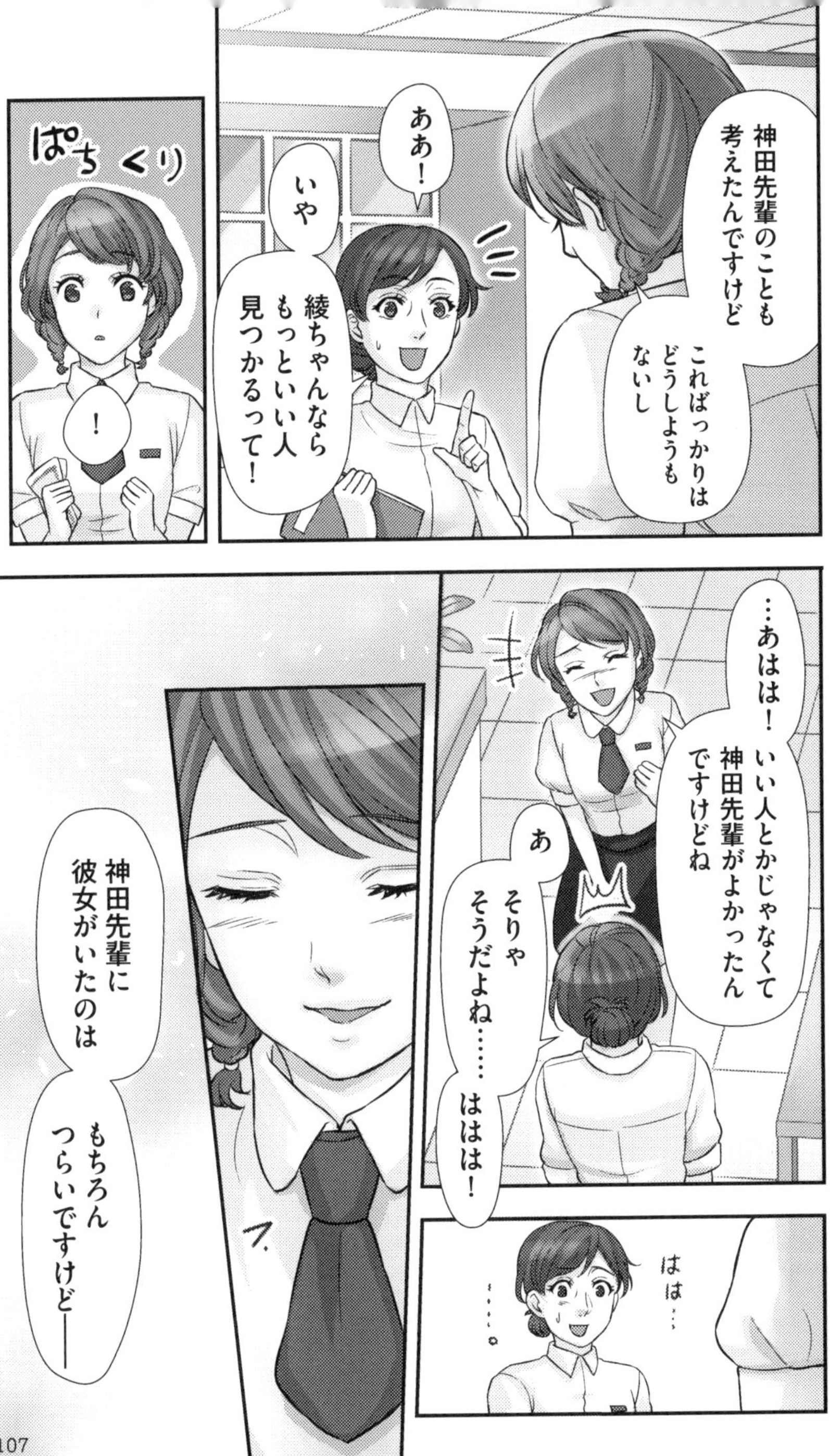
神田先輩のことも考えたんですけど
こればっかりはどうしようもないし
ああ!
いや
綾ちゃんならもっといい人見つかるって!
ぱちくり
!
…あはは! いい人とかじゃなくて神田先輩がよかったんですけどね
あ
そりゃそうだよね…… ははは!
はは……。
神田先輩に彼女がいたのは
もちろんつらいですけど——

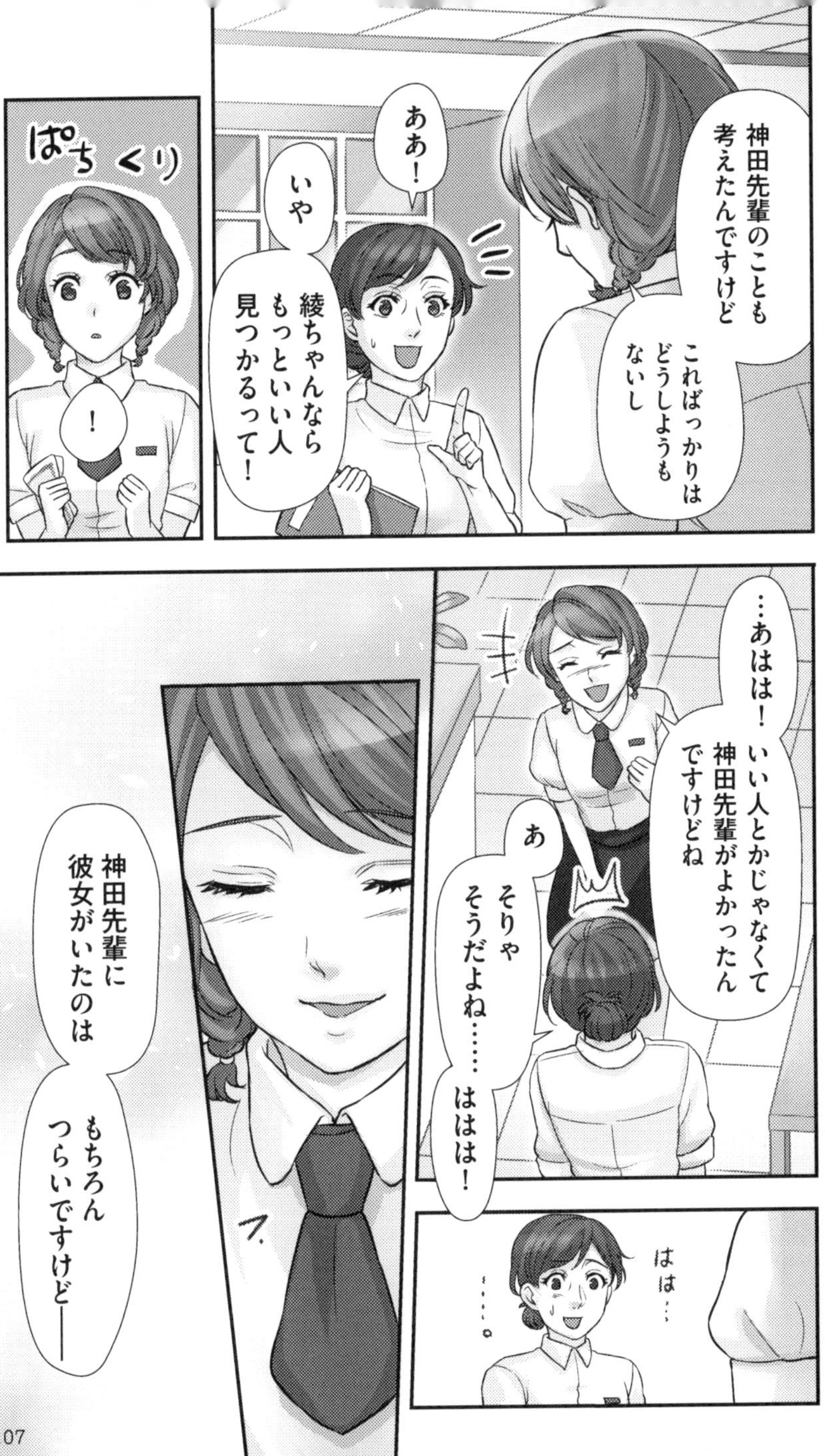

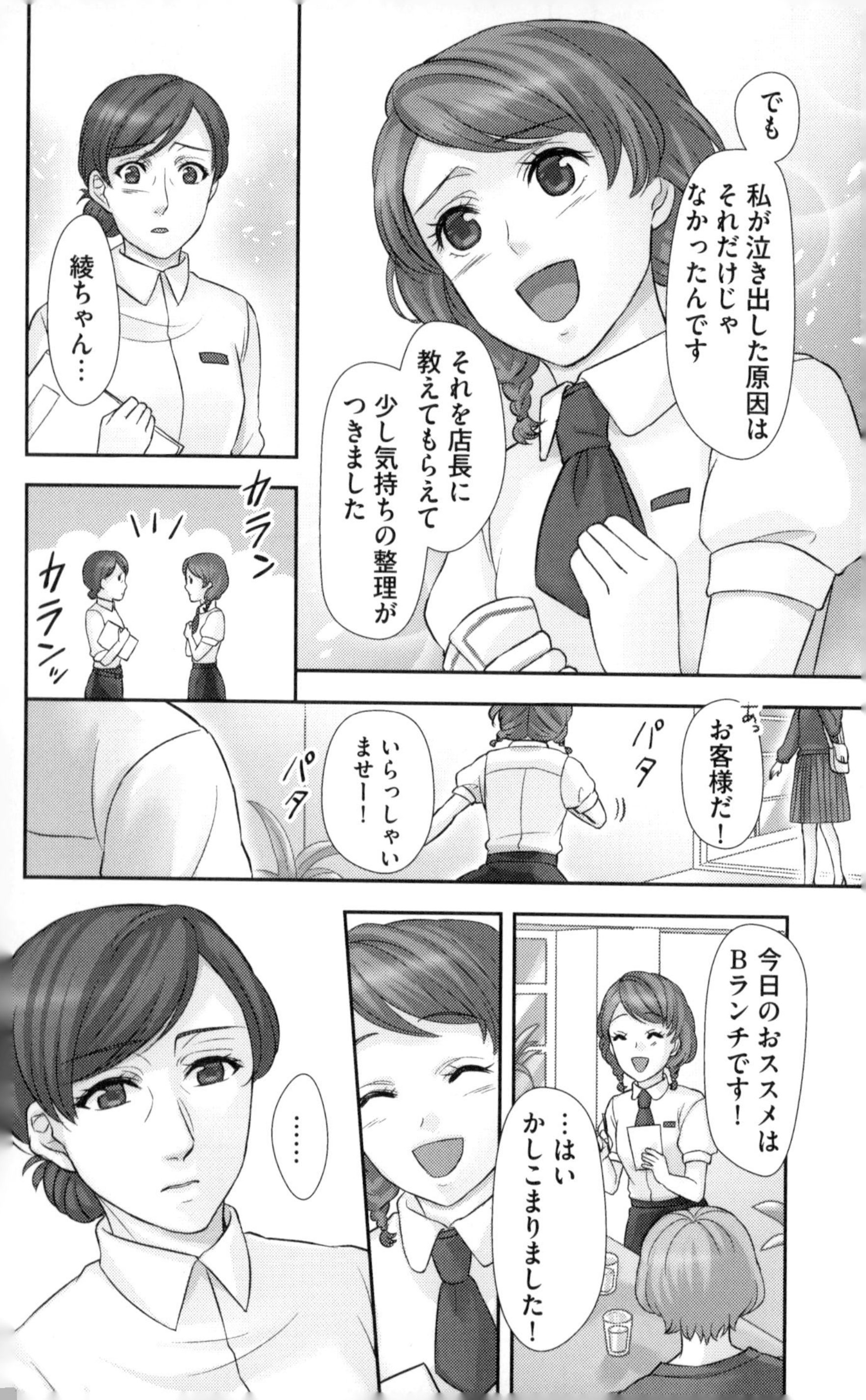
でも
私が泣き出した原因は
それだけじゃ
なかったんです
それを店長に
教えてもらえて
少し気持ちの整理が
つきました
綾ちゃん…
カラン
カランッ
あっ
お客様だ！
パタ
パタ
いらっしゃいませー！
今日のおススメは
Bランチです！
…はい
かしこまりました！
……

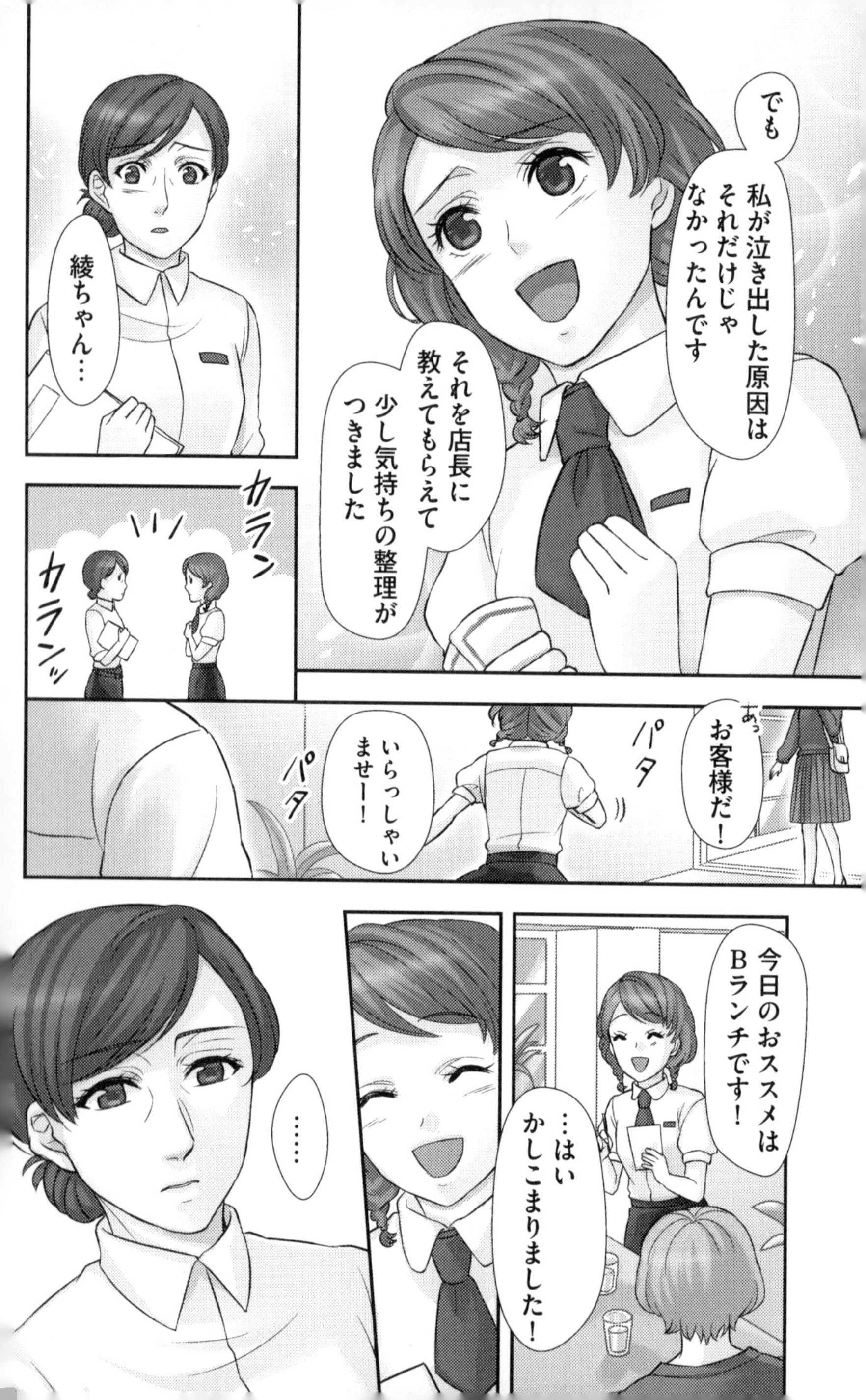

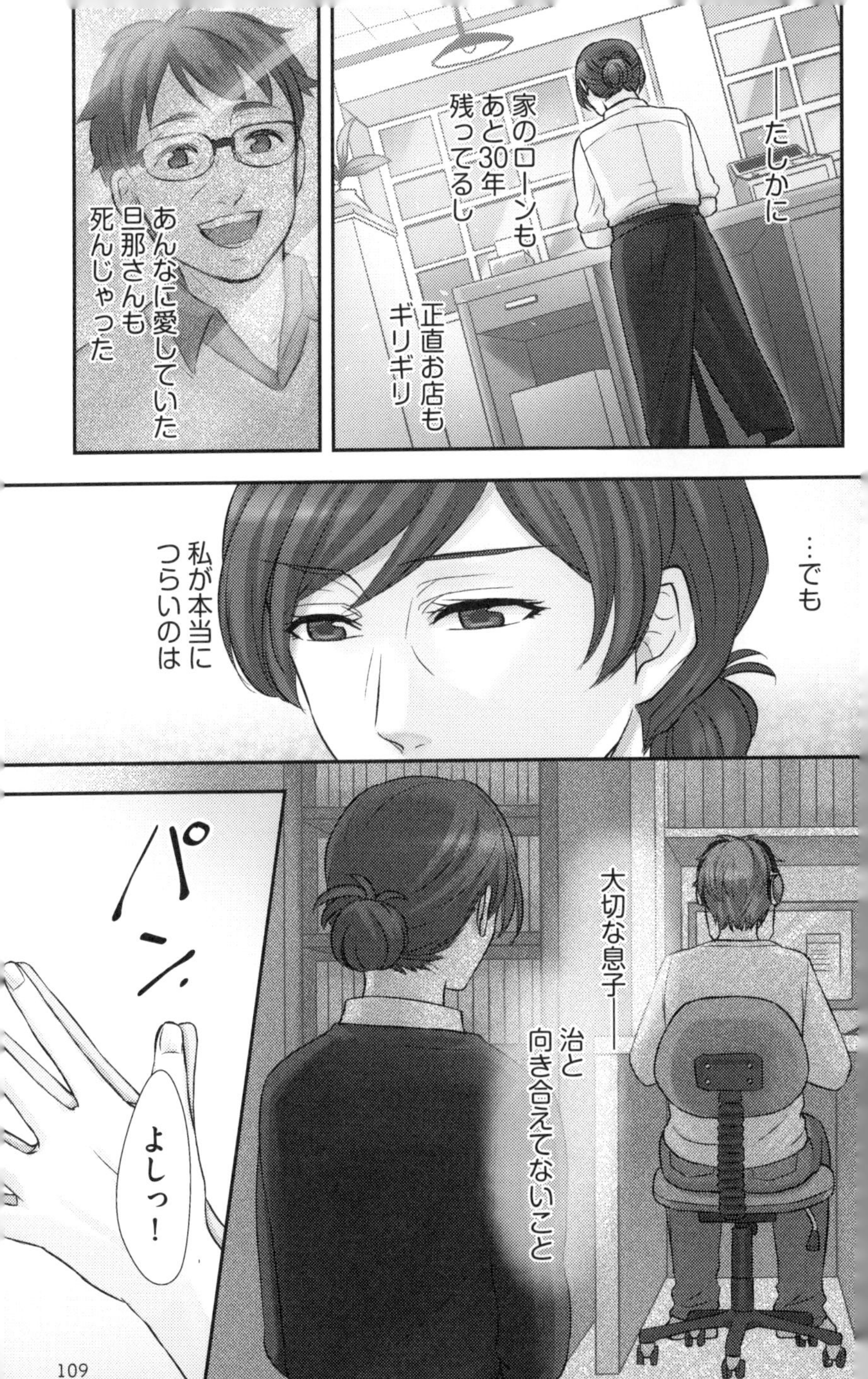
――たしかに
家のローンもあと30年残ってるし
正直お店もギリギリ
あんなに愛していた旦那さんも死んじゃった
…でも
私が本当につらいのは
大切な息子――
治と向き合えてないこと
パン!
よしっ!

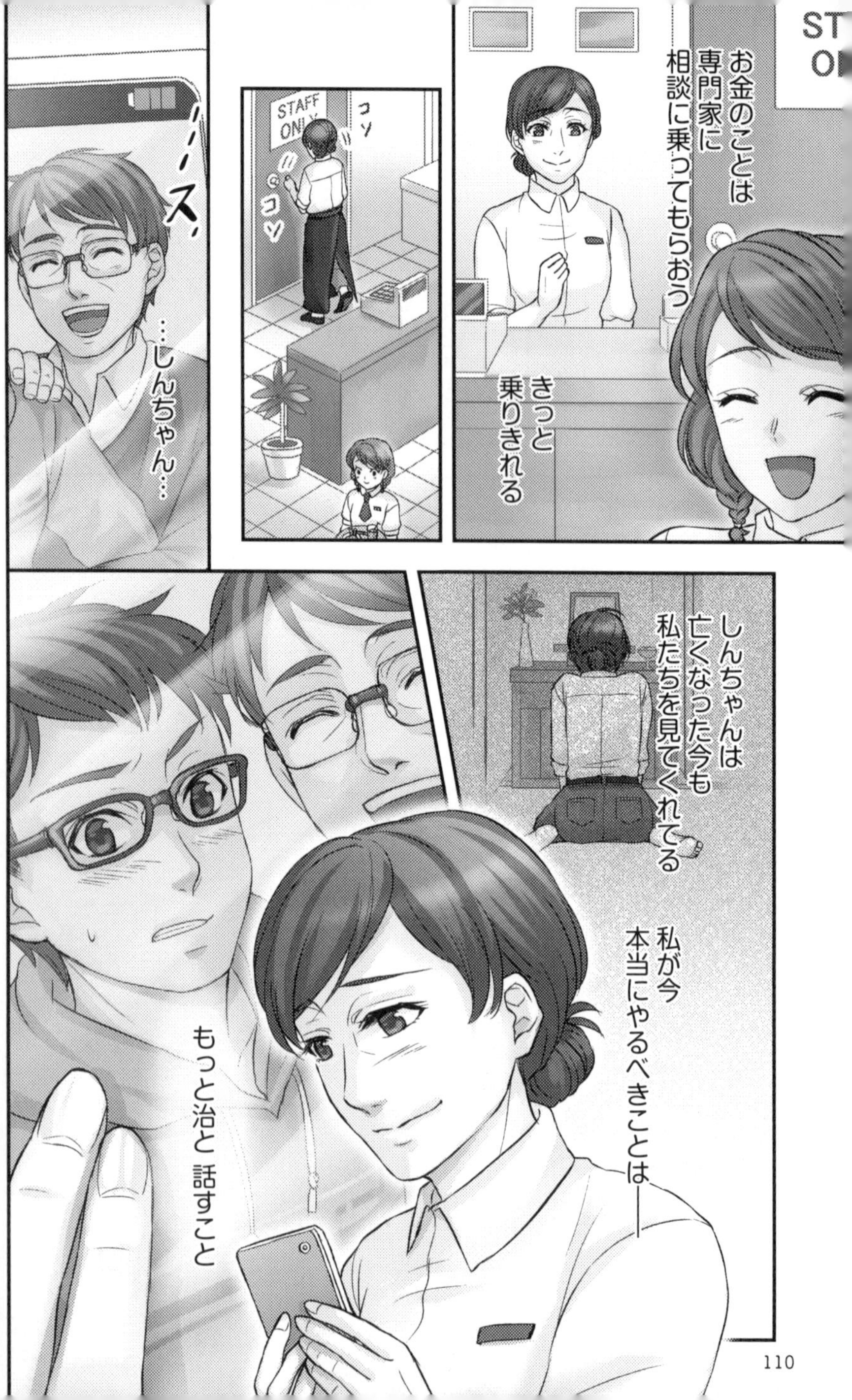
お金のことは専門家に相談に乗ってもらおう
きっと乗りきれる
コン
コン
ス
…しんちゃん…
しんちゃんは亡くなった今も私たちを見てくれてる
私が今本当にやるべきことは――
もっと治と話すこと

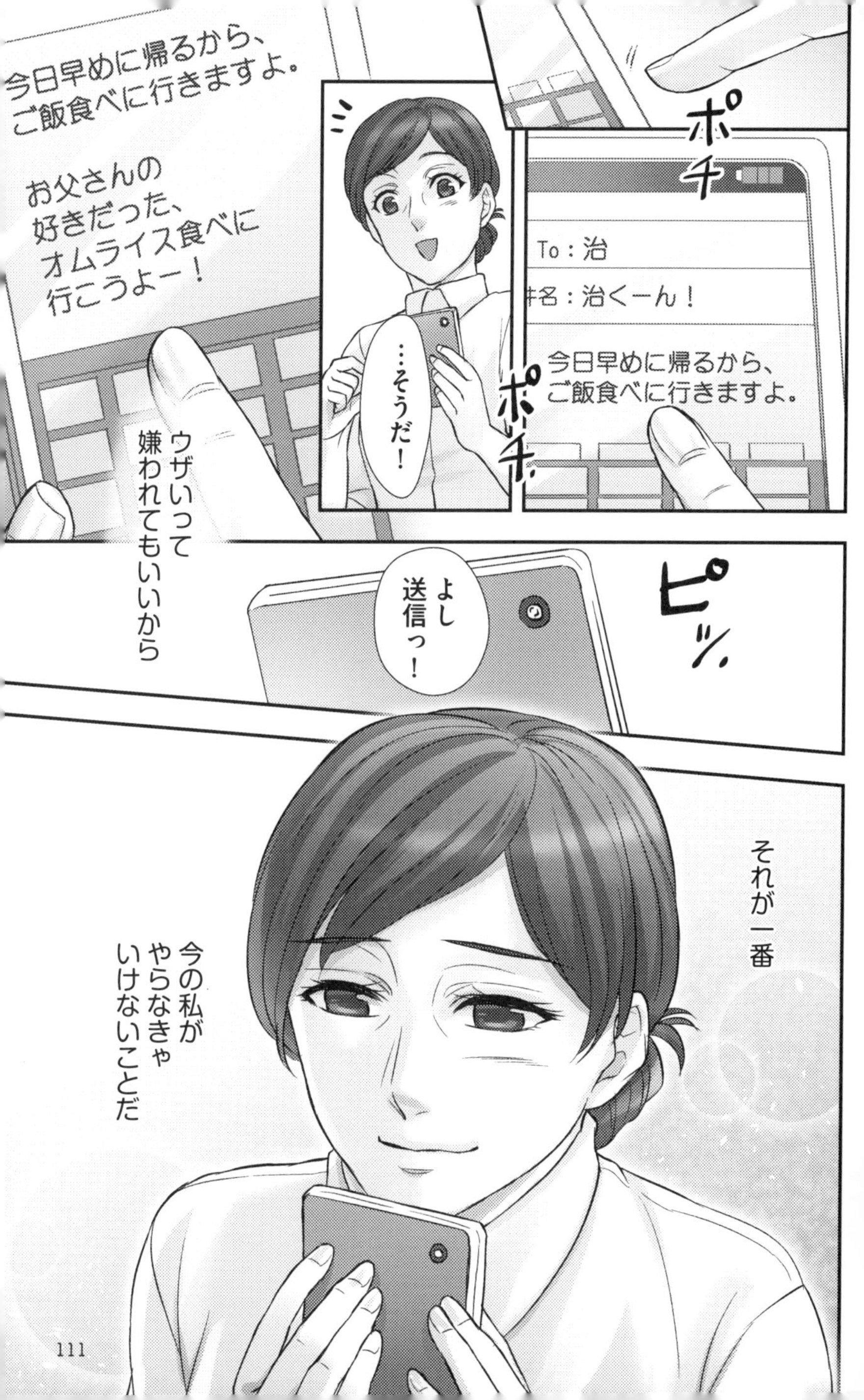
ポチ
To：治
名：治くーん！
今日早めに帰るから、
ご飯食べに行きますよ。
ポチ
…そうだ！
今日早めに帰るから、
ご飯食べに行きますよ。
お父さんの
好きだった、
オムライス食べに
行こうよー！
ウザいって
嫌われてもいいから
ピッ
よし
送信っ！
それが一番
今の私が
やらなきゃ
いけないことだ

息子にラブコール中の
店長・晶子

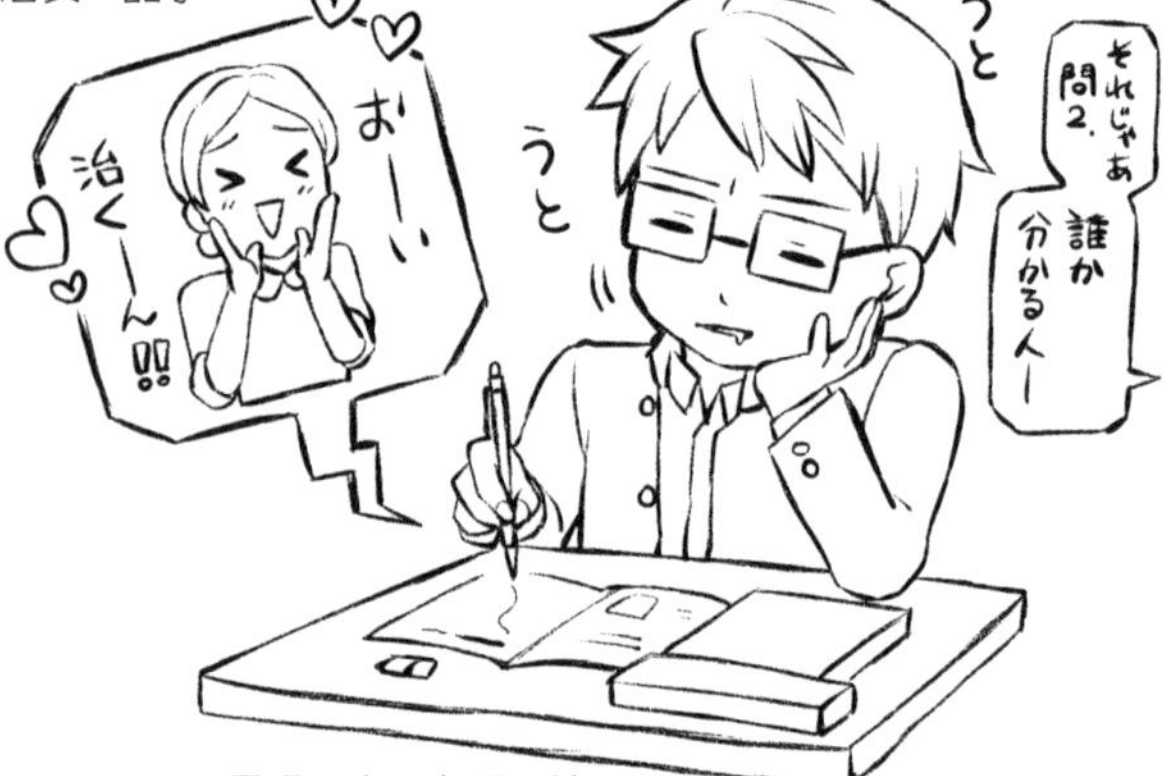
それじゃあ問2.
誰か分かる人ー
うと
うと
おーい
治くーん!!

居眠り中の息子・治

Chapter
5

味方のいない人はいない

コミック 5「思いを伝えてみよう」

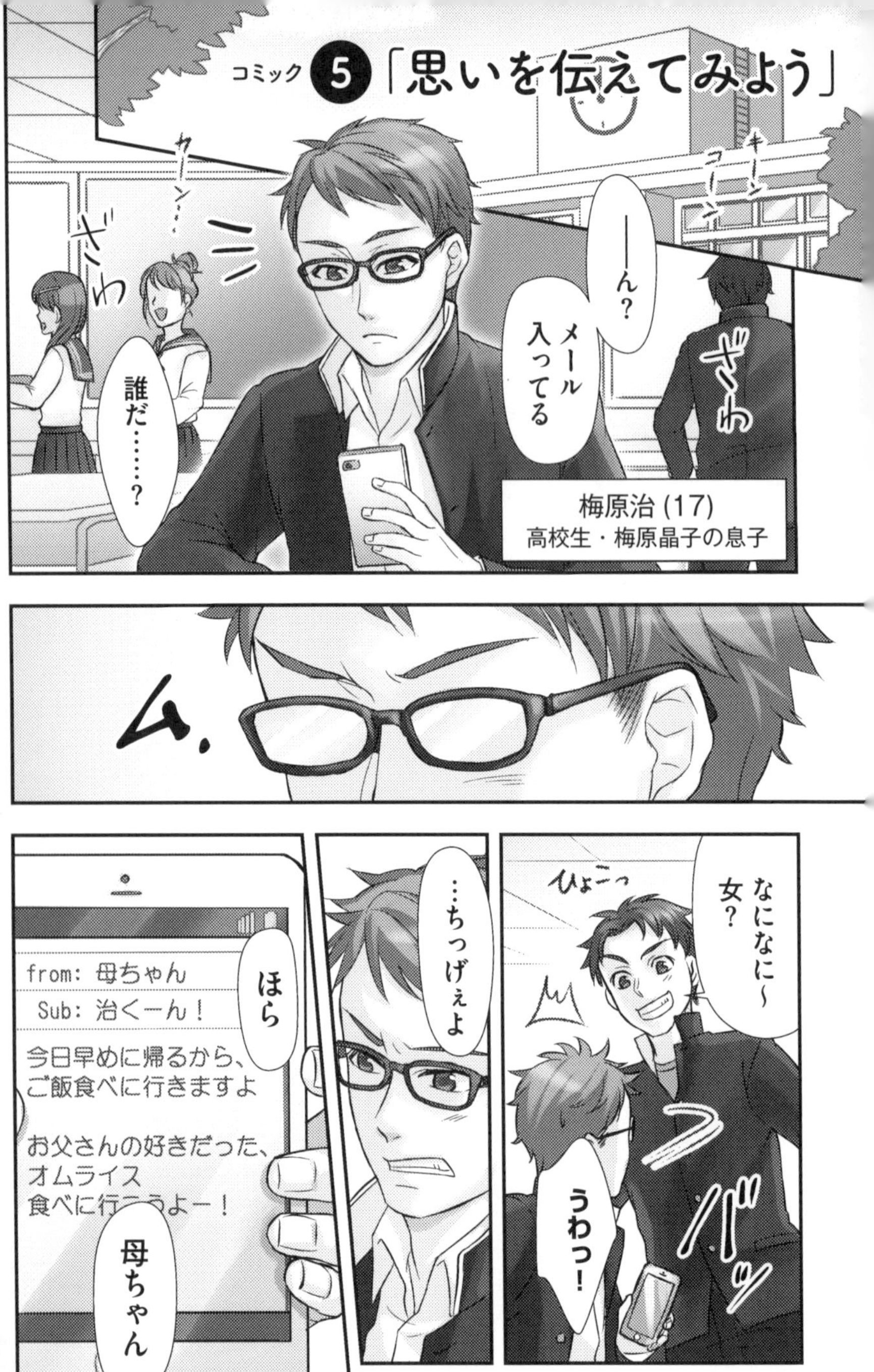
キーンコーン
カーン…
——ん?
メール入ってる
誰だ……?
ざわ
ざわ
梅原治 (17)
高校生・梅原晶子の息子
ム。
ひょこっ
なになに~
女?
バッ
うわっ!
…ちっげぇよ
ほら
from: 母ちゃん
Sub: 治くーん！
今日早めに帰るから、
ご飯食べに行きますよ
お父さんの好きだった、
オムライス
食べに行こうよー！
母ちゃん

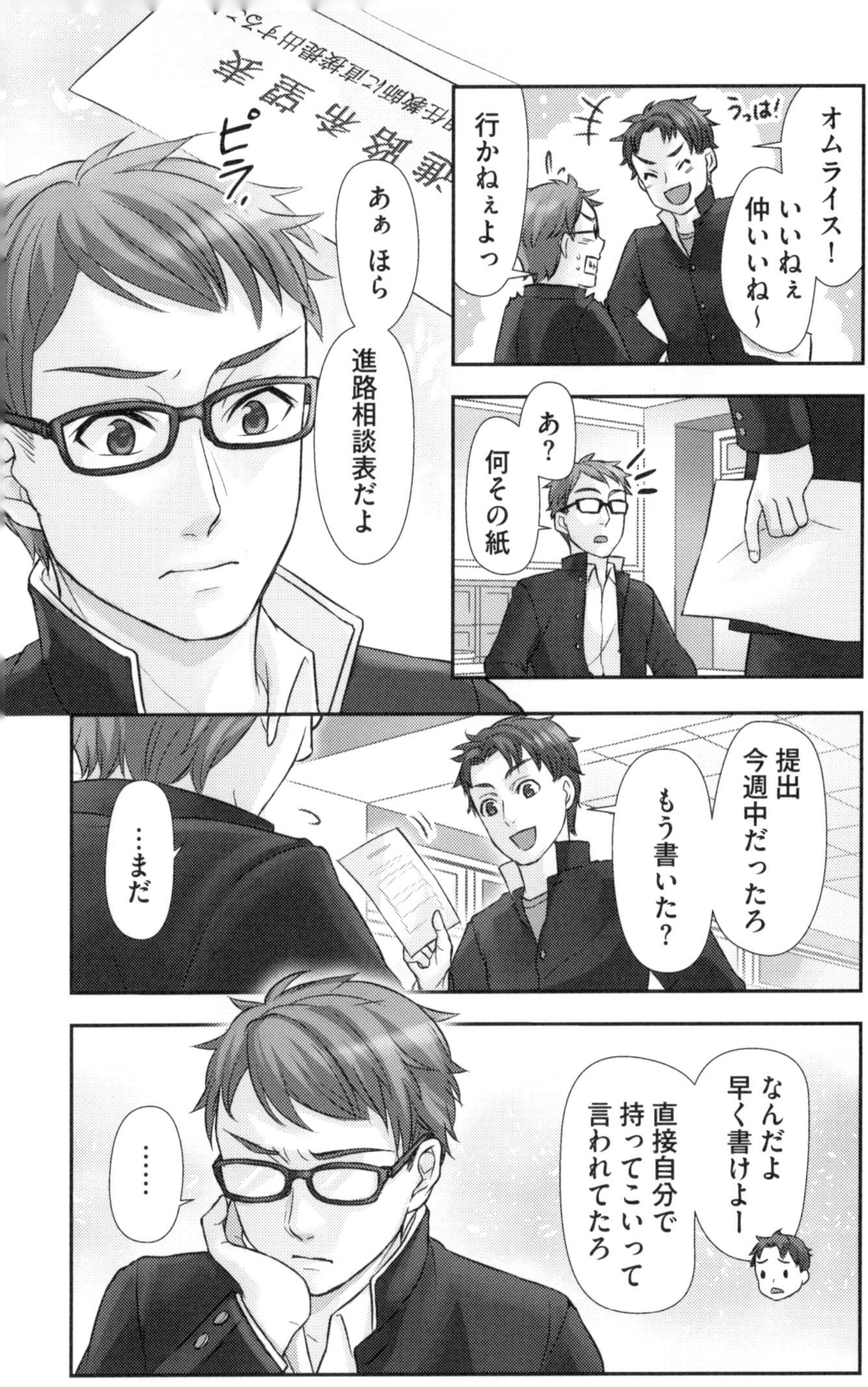

オムライス！
いいねぇ 仲いいね～
うっは！
行かねぇよっ
あ？ 何その紙
ピラ
あぁ ほら 進路相談表だよ
提出 今週中だったろ
もう書いた？
…まだ
なんだよ 早く書けよー
直接自分で持ってこいって言われてたろ
……

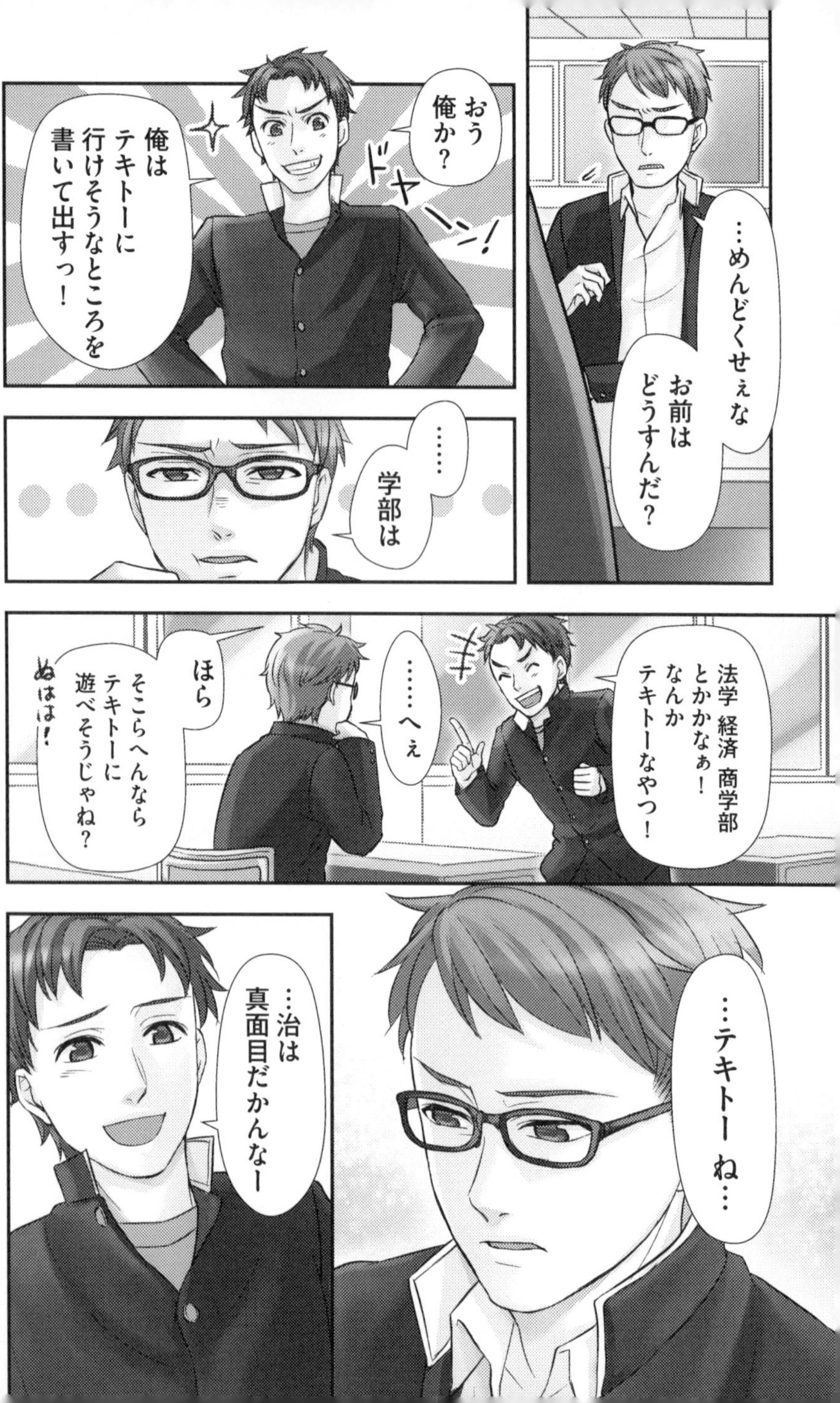
…めんどくせぇな
お前は どうすんだ?
おう 俺か?
ドヤーン!
俺は テキトーに 行けそうなところを 書いて出すっ!
……
学部は
法学 経済 商学部 とかかなぁ! なんか テキトーなやつっ!
……へぇ
ほら
そこらへんなら テキトーに 遊べそうじゃね?
ぬはは!
…テキトー ね…
…治は 真面目だかんなー

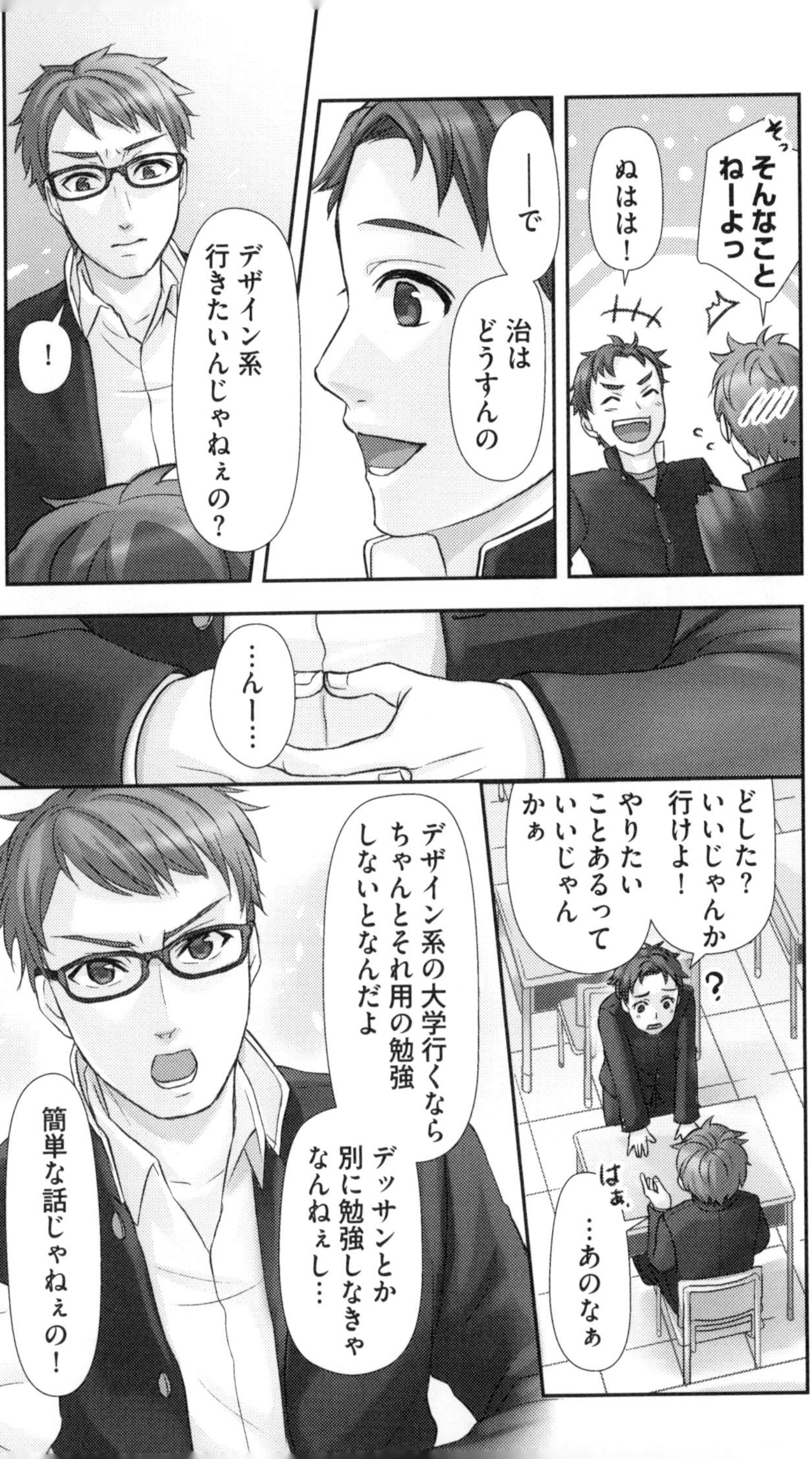
そっ
そんなことねーよっ
ぬはは！
――で
治はどうすんの
デザイン系行きたいんじゃねぇの？
！
…んー…
どした？いいじゃんか行けよ！やりたいことあるっていいじゃんかぁ
？
はぁ、
…あのなぁ
デザイン系の大学行くならちゃんとそれ用の勉強しないとなんだよ
デッサンとか別に勉強しなきゃなんねぇし…
簡単な話じゃねぇの！

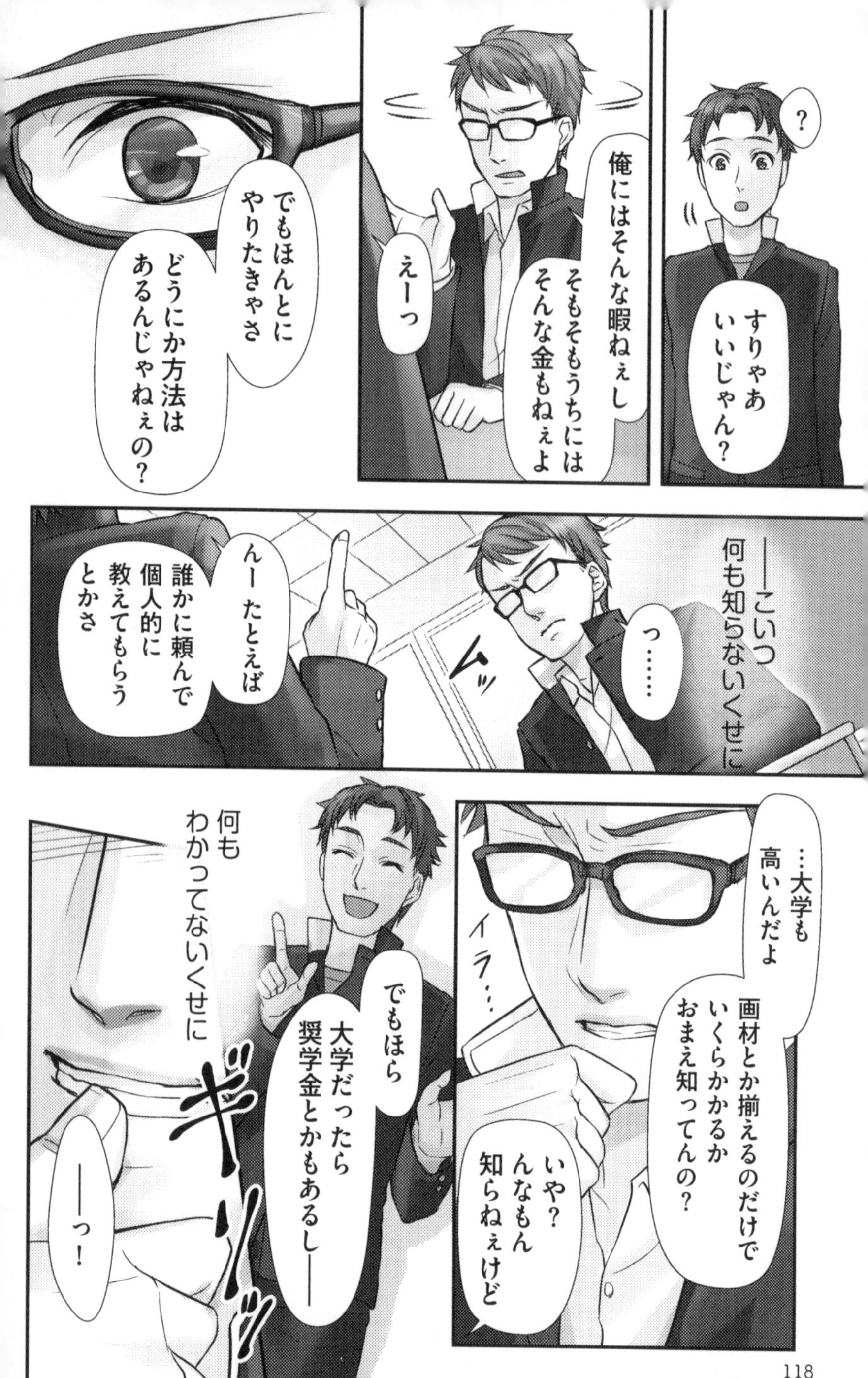
?
すりゃあ
いいじゃん？
俺にはそんな暇ねぇし
そもそもうちには
そんな金もねぇよ
えーっ
でもほんとに
やりたきゃさ
どうにか方法は
あるんじゃねぇの？
――こいつ
何も知らないくせに
っ……
ムッ
んー たとえば
誰かに頼んで
個人的に
教えてもらう
とかさ
…大学も
高いんだよ
画材とか揃えるのだけで
いくらかかるか
おまえ知ってんの？
イラ…
いや？
んなもん
知らねぇけど
でもほら
大学だったら
奨学金とかもあるし――
何も
わかってないくせに
ギリッ
――っ！

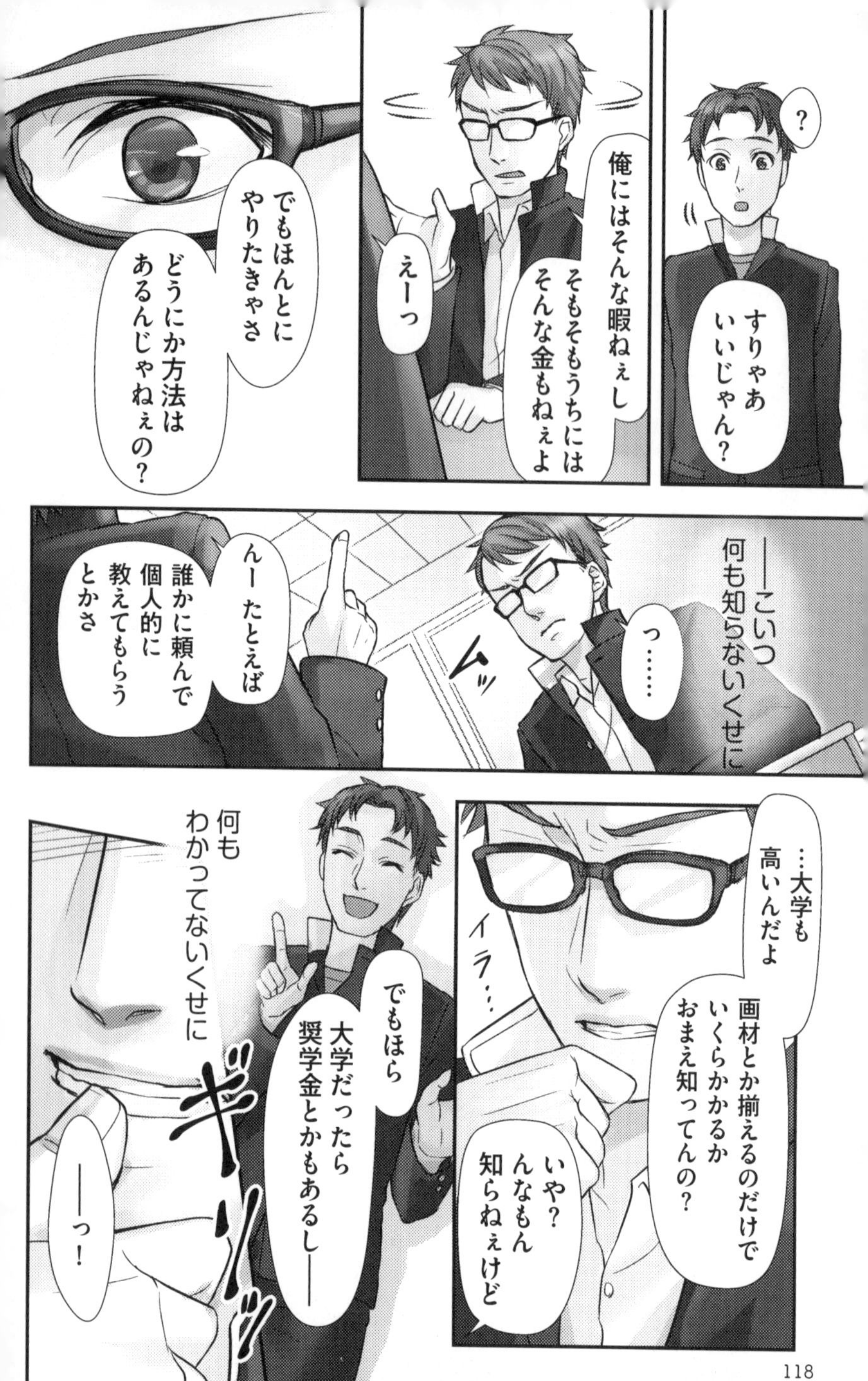

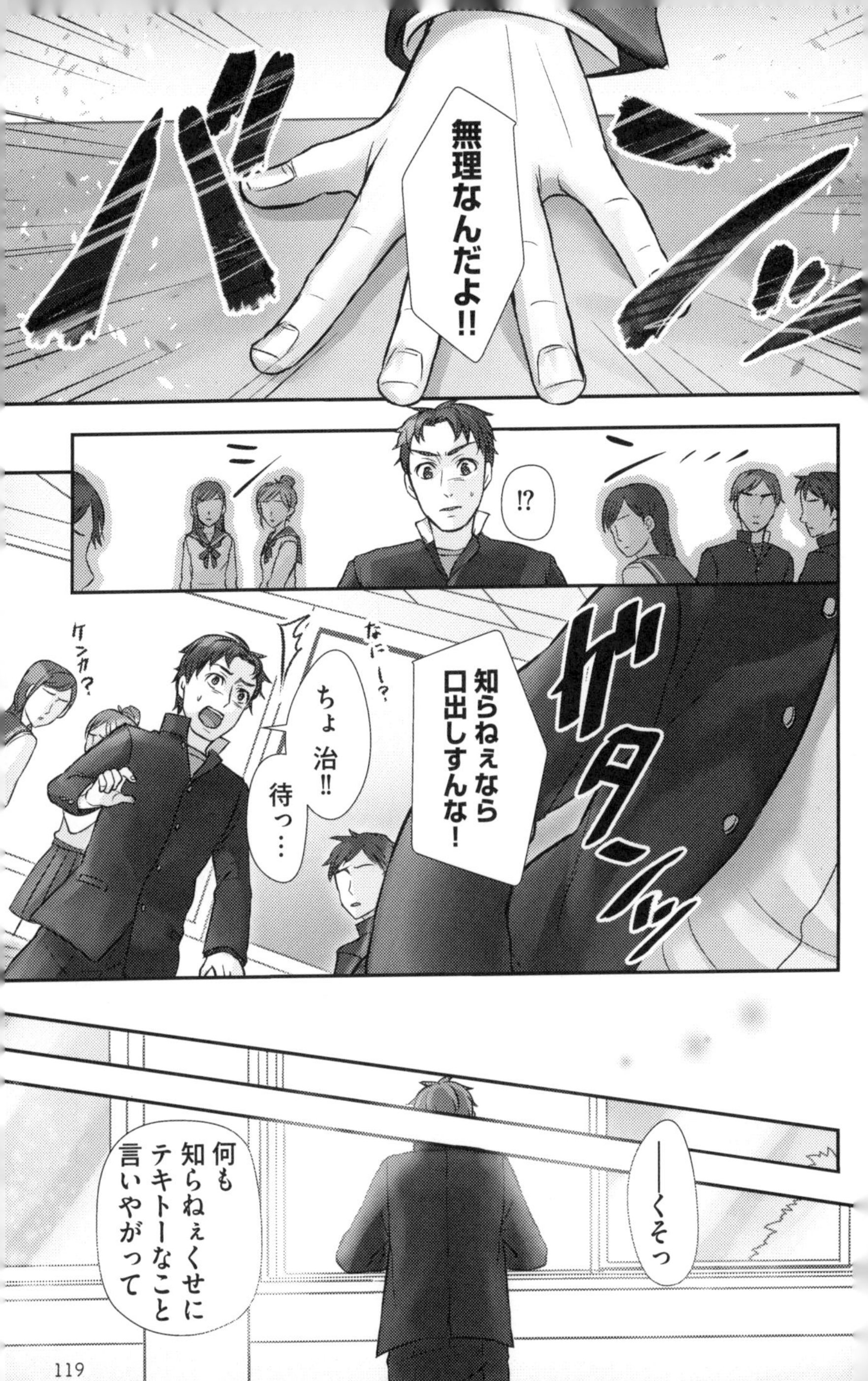
無理なんだよ!!
!?
知らねぇなら口出しすんな!
なにー?
ちょ 治!! 待っ…
ケンカ?
ガタンッ
——くそっ
何も知らねぇくせにテキトーなこと言いやがって

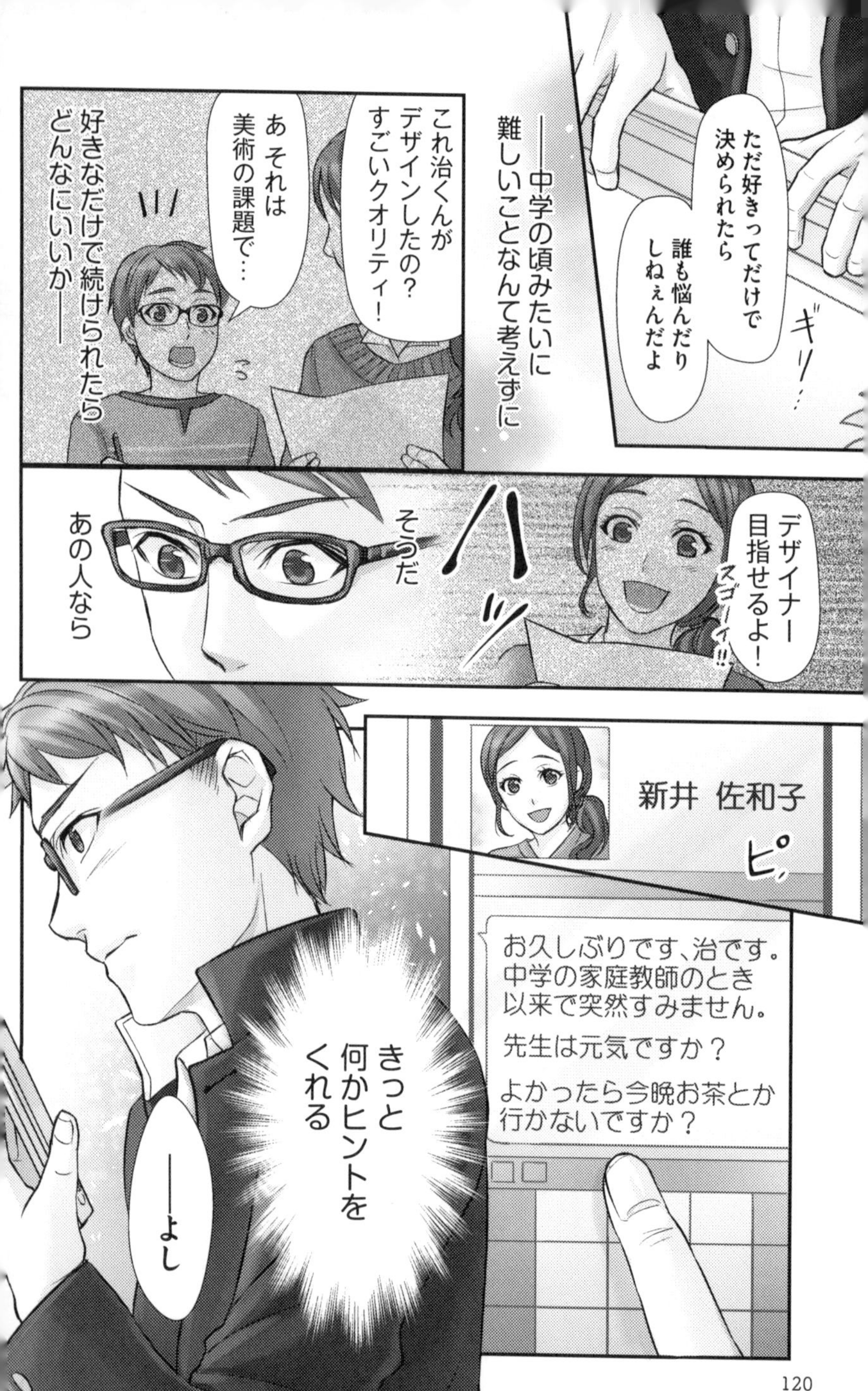
ただ好きってだけで決められたら
誰も悩んだりしねぇんだよ
ギリ…
――中学の頃みたいに難しいことなんて考えずに
これ治くんがデザインしたの？すごいクオリティ！
あ それは美術の課題で…
好きなだけで続けられたらどんなにいいか――
デザイナー目指せるよ！
スゴーイ!!
ハッ
そうだ
あの人なら
新井 佐和子
ピ
お久しぶりです、治です。
中学の家庭教師のとき
以来で突然すみません。
先生は元気ですか？
よかったら今晩お茶とか
行かないですか？
きっと何かヒントをくれる
――よし

解説

05

ストレスと人間関係

Chapter2で、アメリカの研究者ホルムスとレイがつくったストレス評価表を紹介して、私たちは夫婦関係などの人間関係でストレスを感じることが多いということを書きました。こころの健康を崩している人に話を聞くと、人との別れや人間関係の不和などがきっかけになっていることがよくあります。

それだけ、私たちのこころの健康にとって、人間関係は大事な役割を果たしているのですが、私たちはストレスを感じると自分の世界に閉じこもりがちになります。

そうすると、人との出会いが少なくなったり、人間関係がうまくいかなくなったりして、さらにストレスを感じるようになります。

本当は人の助けが必要なほしいと思っているときに、「自分なんてダメな人間だ、ほかの人もダメだと思っているだろう」と考えて、自分から身を引いてしまうのです。

それでは、ほかの人もどのように接してよいかわからなくなり、現実的にも心理的にも孤立《こりつ》して、ますますつらくなるばかりです。

そうしたときには、次に紹介する「気持ちの関係」と「力の関係」を意識するようにすると、人間関係がスムーズにいくようになります。

「気持ちの関係」と「力の関係」

まず、「気持ちの関係」について説明します。

人間関係では、自分が笑顔で一歩前に出ると、相手も笑顔になって近づいてきます。

一方、自分が後ろに引くと、相手も引きがちになります。自分の行動で、相手の態度が変わる部分があるのです。

私が以前、犬を飼っていたころのことです。

散歩をしているときに同じように犬の散歩をしている人に出会うと、笑顔で挨拶をしていました。そうすると、相手の人も自然に笑顔で挨拶を返します。ちょっと立ちどまって話をして、犬の話題で盛り上がったりすることだってあります。

ところが、その前にすぐに吠《ほ》える犬を飼っていたときには、まったく逆の状況が起きていました。

私は、ほかの犬に出会うと、自分の犬が吠えかかるのではないかと考えて、自然と身構えてしまっていました。

そうすると、犬を連れている相手の人も身構えます。まだ自分の犬が吠えているわけではないのですが、私の緊張が相手の人に伝わるのでしょう。相手も身構えて近づこうとしません。これでは、コミュニケーションが成立しません。

同じようなことは、日常の人間関係でも起きています。

人間関係がスムーズにいかないとき、もしかすると自分が身構えたり、身を引いたりしているのかもしれません。

強いストレスを感じているときには、意識しないままに、厳しい表情になりがちですし、引きこもりがちになります。

そうすると、まわりの人たちも引いてしまって、距離が広がっていってしまいます。

自分に自信をなくしているときにも、そのような態度をとりやすいので、気をつけましょう。

そのように自信をなくしているときこそ、ほかの人の手助けが必要なはずなのに、「どうせ自分なんて、誰も相手にしてくれないだろう」と決めつけて自分の世界に閉じこもってしまいやすくなります。それでは、ほかの人もどう接してよいかわからなくなります。

ストレスにうまく対処するためには、人の助けがとても大切です。そのためには、少し意識してでも、自分から一歩踏み出してみるとよいでしょう。

一方、「力の法則」といえる関係は、相手の人から反対の態度を引き出します。つまり、自分が強く出ると相手は弱くなりがちですし、相手が強く出ると自分は弱くなってしまうのです。

職場で、部下がミスをして上司が叱っている場面を想像してみてください。

「おまえはなんてダメなんだ」と上司が怒鳴りつけると、部下は「すみません」と言って小さくなります。

そうすると、上司はたたみかけるように、「すみませんと言っても、何もわかってないんだろう」と声を荒《あら》げ、部下はまた「すみません」と言って、ますます縮《ちぢ》こまります。

これでは会話になりません。

このようなときには、上司が少し態度を和らげ、部下が話しやすいような雰囲気をつくる必要があります。

また、部下のほうも謝るばかりではなく、思いきって少しだけでも自分の意見を言えるといいでしょう。

そうすれば、関係が変化してきて、ミスにどう対処すればいいかについて一緒に考えていけるようになります。

このような「気持ちの法則」と「力の法則」を少し意識して人とつき合うと、人間関係がスムーズにいきやすくなると思いますが、同時に、人間には相性があって、誰とでも仲よくできるわけではないということをわかっておくことも大事です。

私も例外ではないのですが、私たちは、まわりの人に気を遣《つか》いすぎて、みんな同じように仲よくつき合おうとします。

しかし、気の合う人もいれば、どうやってもうまく気持ちが通《かよ》い合わない人もいます。

相性の合わない人とまで親しくしようとすると、どうしても無理が出てきて、それ自体がストレスになってきます。

ですから、人間関係では、相性も考えながらそれぞれの人に応じた距離をとって、バランスのよい人づきあいをしていくことが大切になります。そして、そうすれば、必要なときに役に立つ手助けを得ることができるようにもなります。

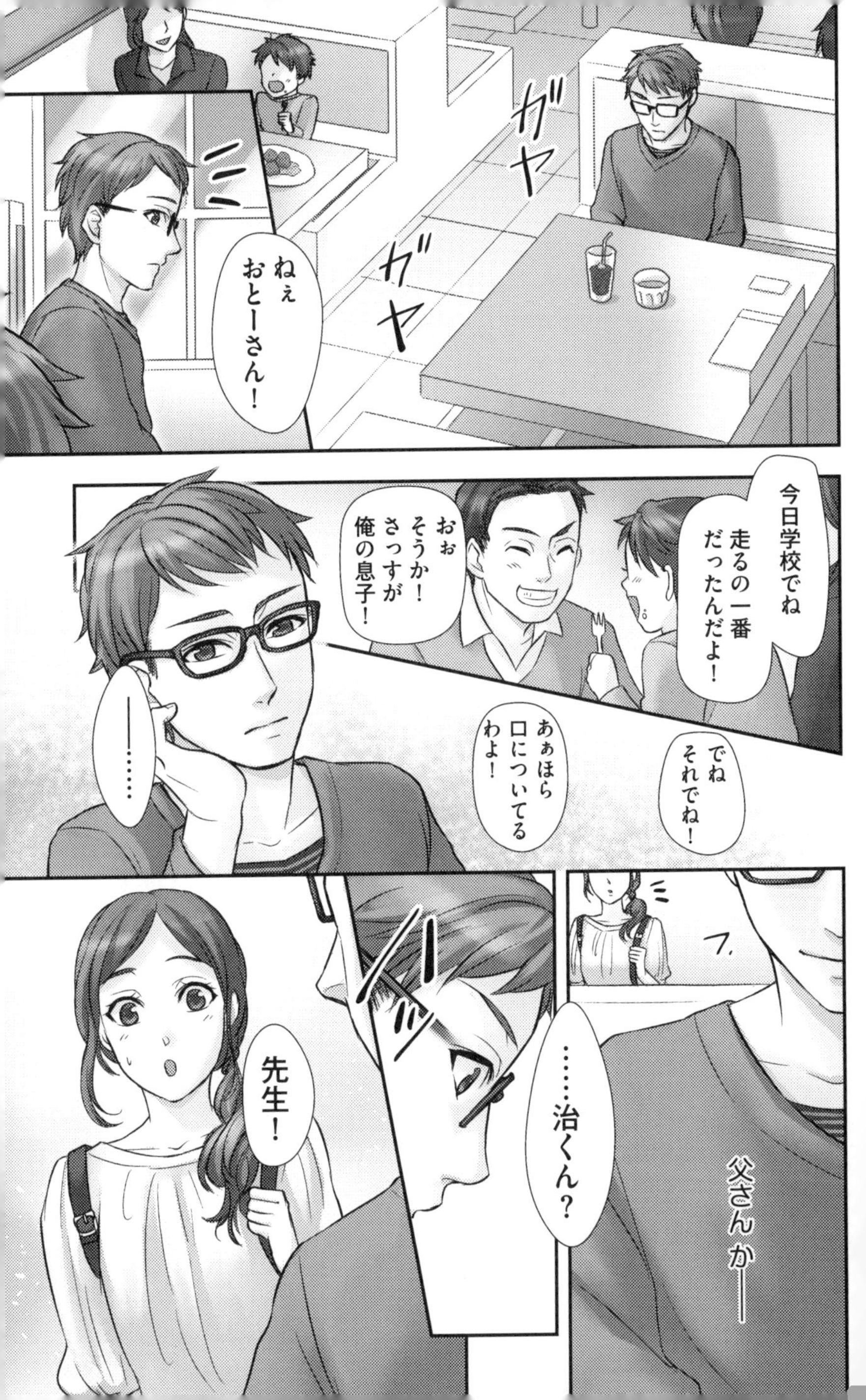
ガヤ
ガヤ
ねぇ
おとーさん!
今日学校でね
走るの一番
だったんだよ!
おぉ
そうか!
さっすが
俺の息子!
でね
それでね!
あぁほら
口についてる
わよ!
――……
父さんか――
……治くん?
先生!

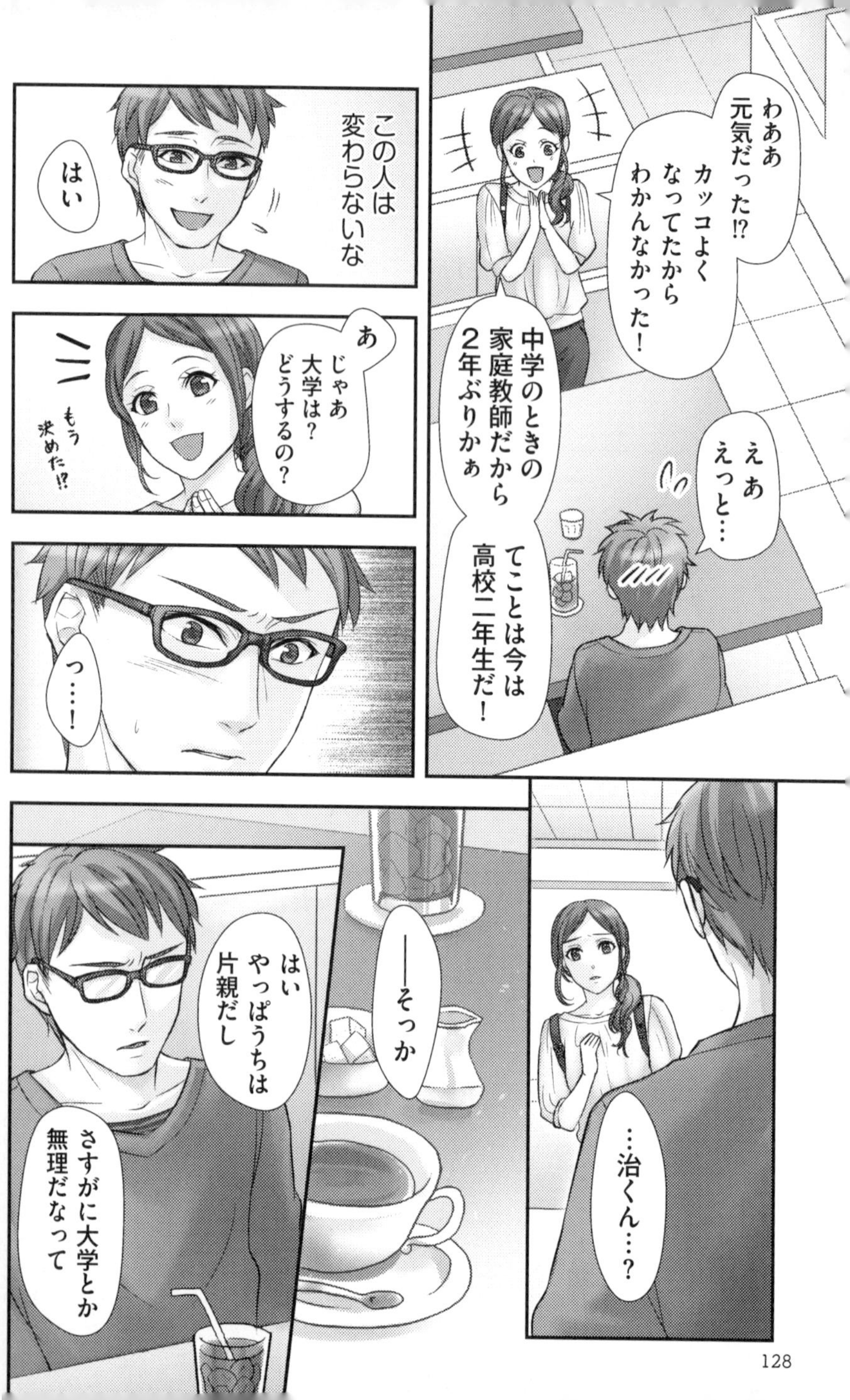
わぁぁ
元気だった⁉
カッコよく
なってたから
わかんなかった!
えぁ
えっと…
中学のときの
家庭教師だから
2年ぶりかぁ
てことは今は
高校二年生だ!
この人は
変わらないな
はい
あ
じゃあ
大学は?
どうするの?
もう
決めた⁉
っ…!
…治くん…?
——そっか
はい
やっぱうちは
片親だし
さすがに大学とか
無理だなって

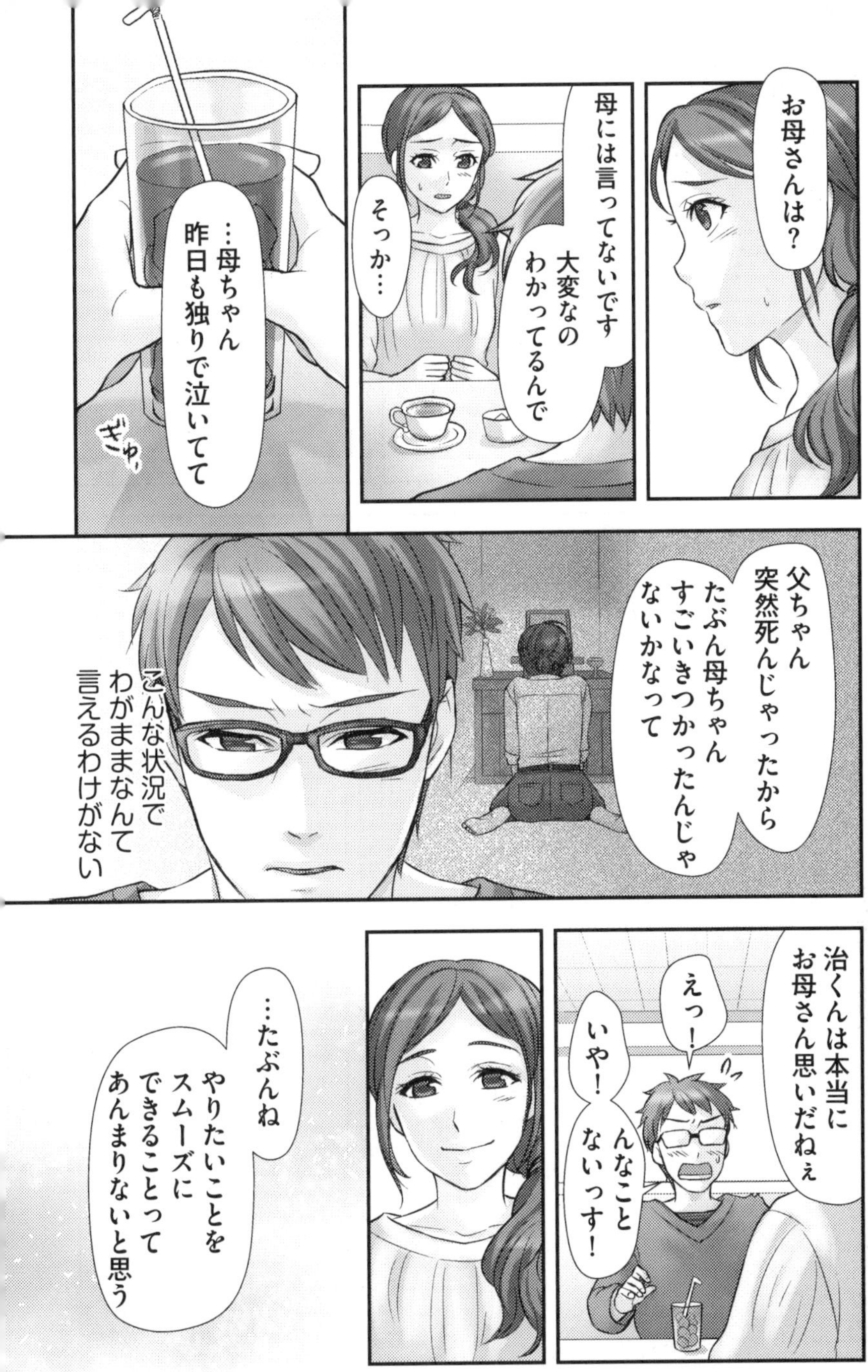
お母さんは？
母には言ってないです
大変なの わかってるんで
そっか…
…母ちゃん 昨日も独りで泣いてて
ぎゅ
父ちゃん 突然死んじゃったから たぶん母ちゃん すごいきつかったんじゃ ないかなって
こんな状況で わがままなんて 言えるわけがない
治くんは本当に お母さん思いだねぇ
えっ！
いや！ んなこと ないっす！
…たぶんね やりたいことを スムーズに できることって あんまりないと思う

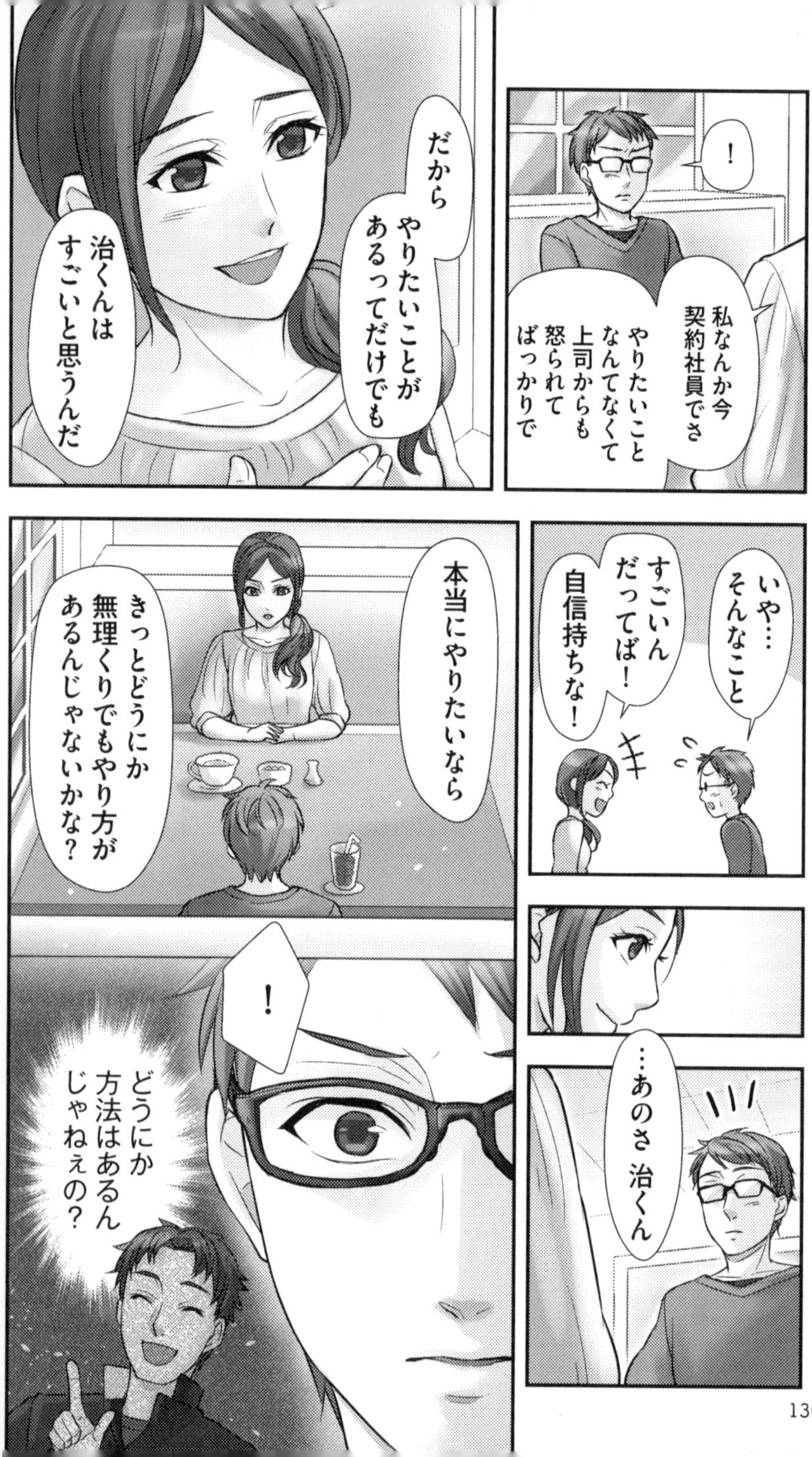
！
私なんか今 契約社員でさ
やりたいこと なんてなくて 上司からも 怒られて ばっかりで
だから
やりたいことが あるってだけでも
治くんは すごいと思うんだ
いや… そんなこと
すごいん だってば！
自信持ちな！
本当にやりたいなら
きっとどうにか 無理くりでも やり方が あるんじゃないかな？
…あのさ 治くん
！
どうにか 方法はあるん じゃねぇの？

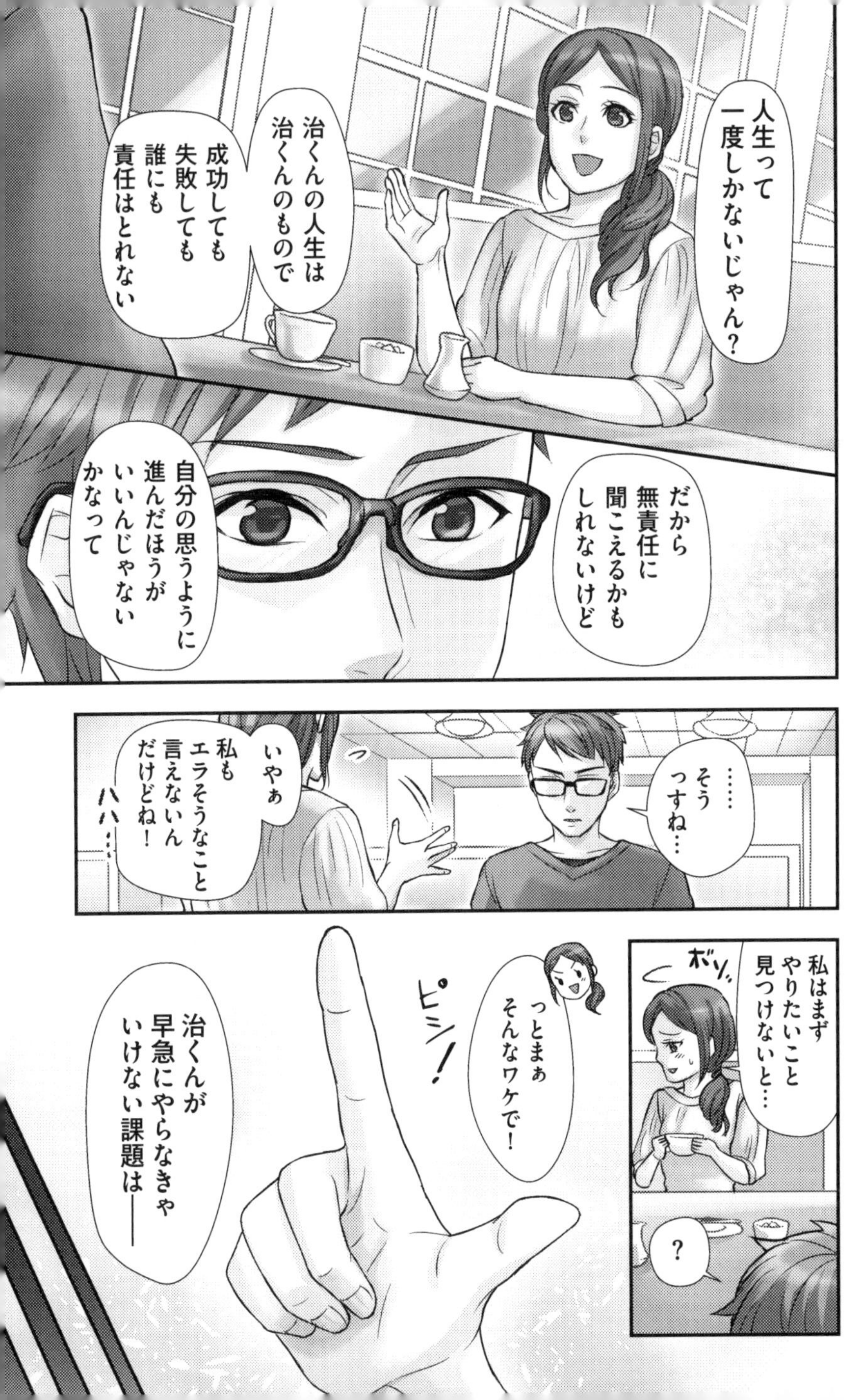
人生って一度しかないじゃん？
治くんの人生は治くんのもので
成功しても失敗しても誰にも責任はとれない
だから無責任に聞こえるかもしれないけど
自分の思うように進んだほうがいいんじゃないかなって
……そうっすね…
いやぁ私もエラそうなこと言えないんだけどね！
ハハ…
私はまずやりたいこと見つけないと…
ボソ
？
っとまぁそんなワケで！
ピシッ！
治くんが早急にやらなきゃいけない課題は——

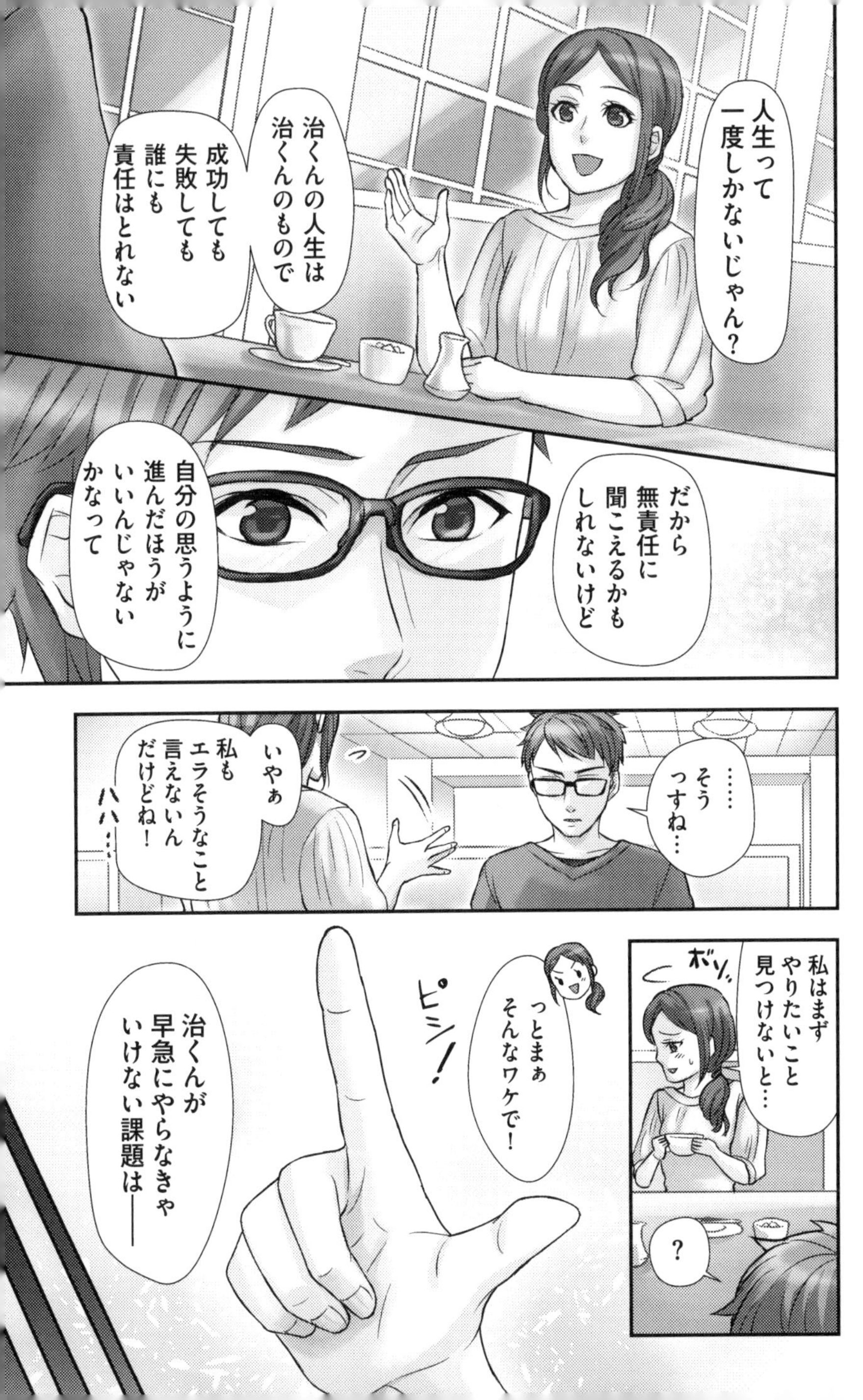

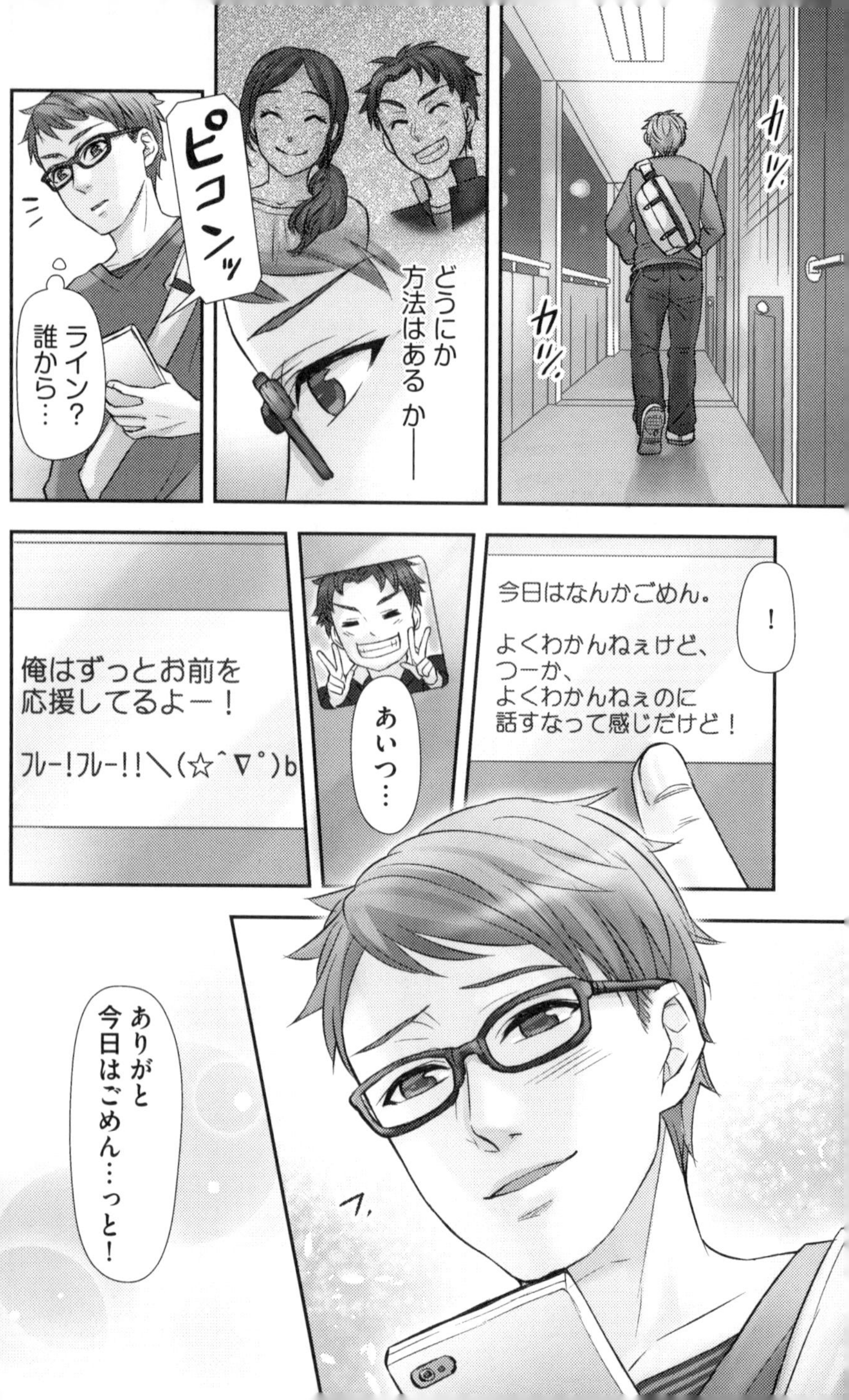

カッ
カッ
どうにか
方法はあるか――
ピコンッ
ライン？
誰から…
今日はなんかごめん。
よくわかんねぇけど、
つーか、
よくわかんねぇのに
話すなって感じだけど！
！
あいつ…
俺はずっとお前を
応援してるよー！
フレー！フレー！！＼(☆^∇°)b
ありがと
今日はごめん…っと！

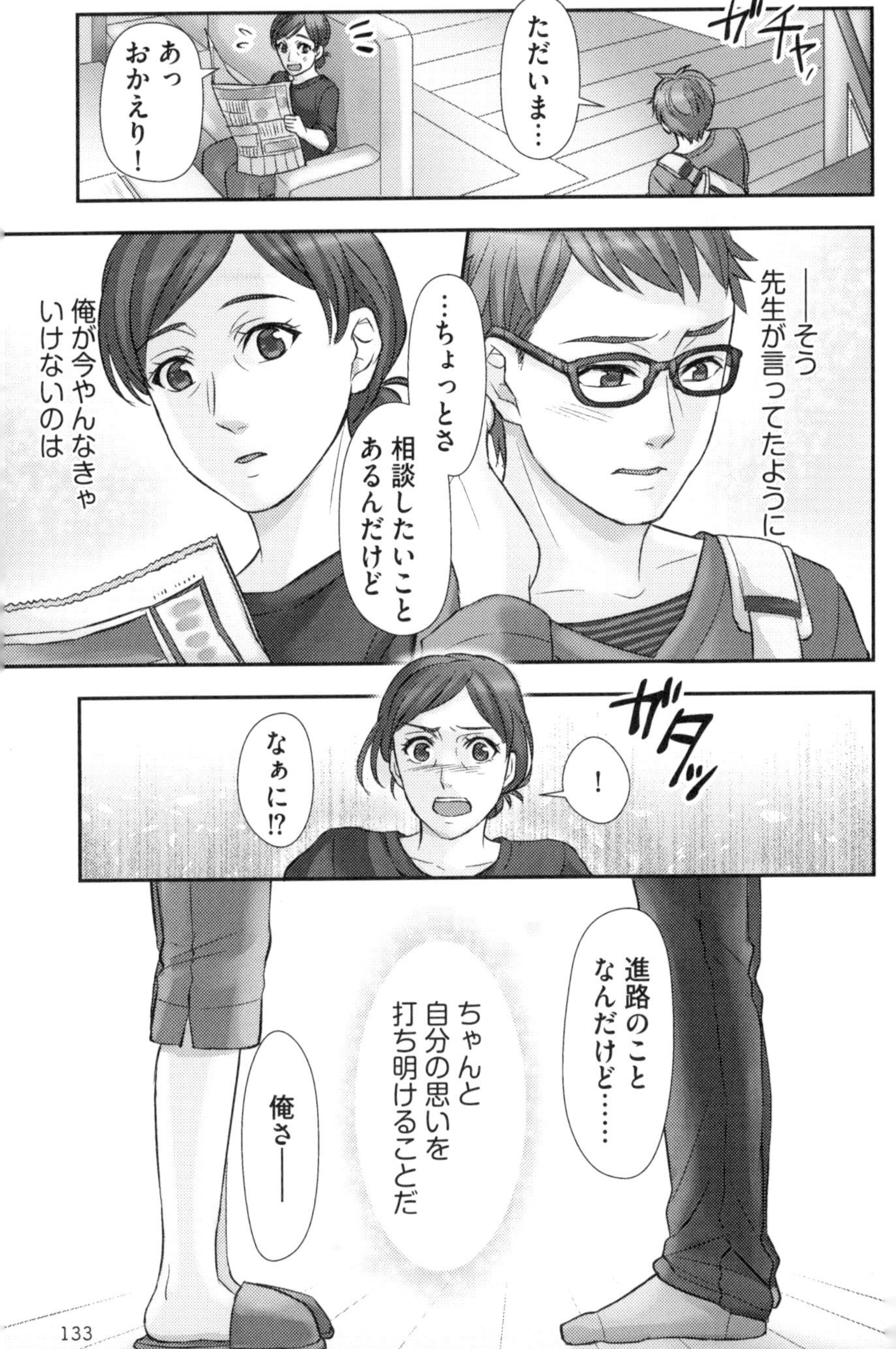

ガチャ
ただいま…
あっ
おかえり！
——そう
先生が言ってたように
…ちょっとさ
相談したいこと
あるんだけど
俺が今やんなきゃ
いけないのは
ガタッ
！
なぁに!?
進路のこと
なんだけど……
ちゃんと
自分の思いを
打ち明けることだ
俺さ——

3年前の佐和子と治

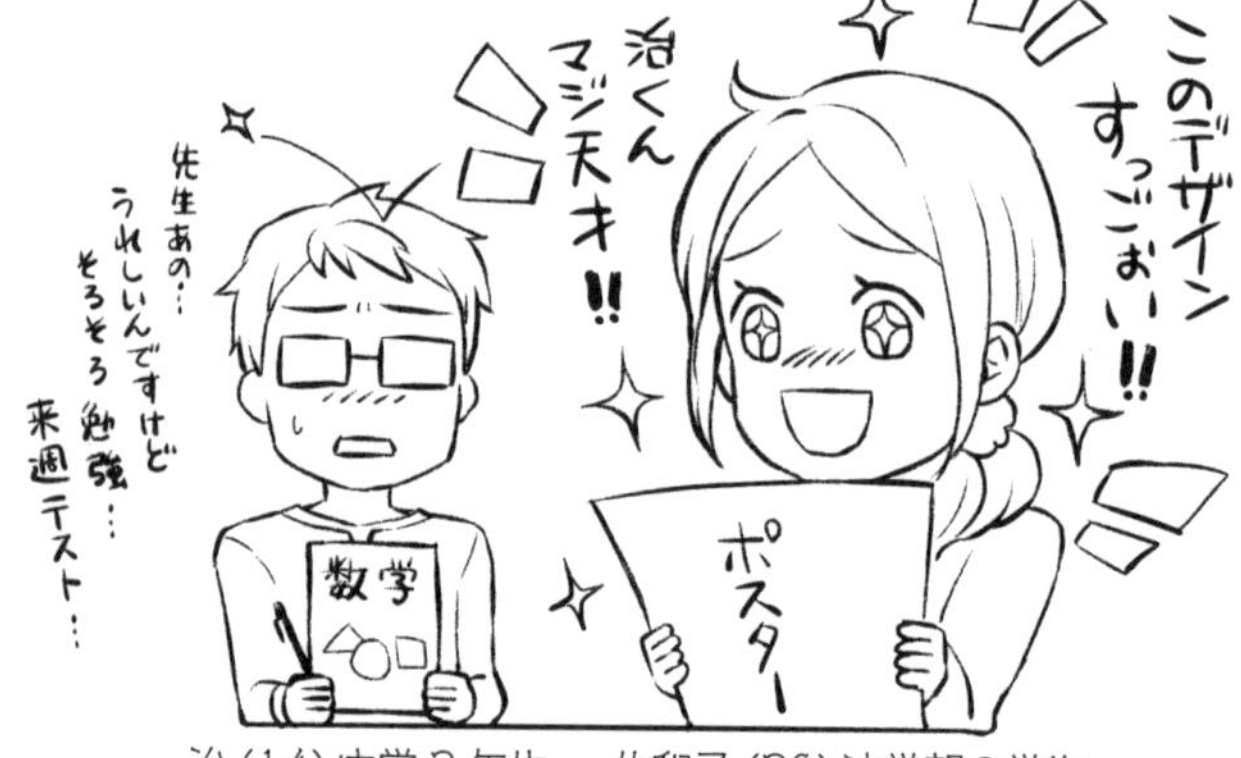
このデザインすっごぉい!!
治くんマジ天才!!
ポスター
数学
先生あの…うれしいんですけどそろそろ勉強…来週テスト…

治(14)中学2年生　佐和子(20)法学部の学生

Chapter
6

自分にも人にもOKを出す

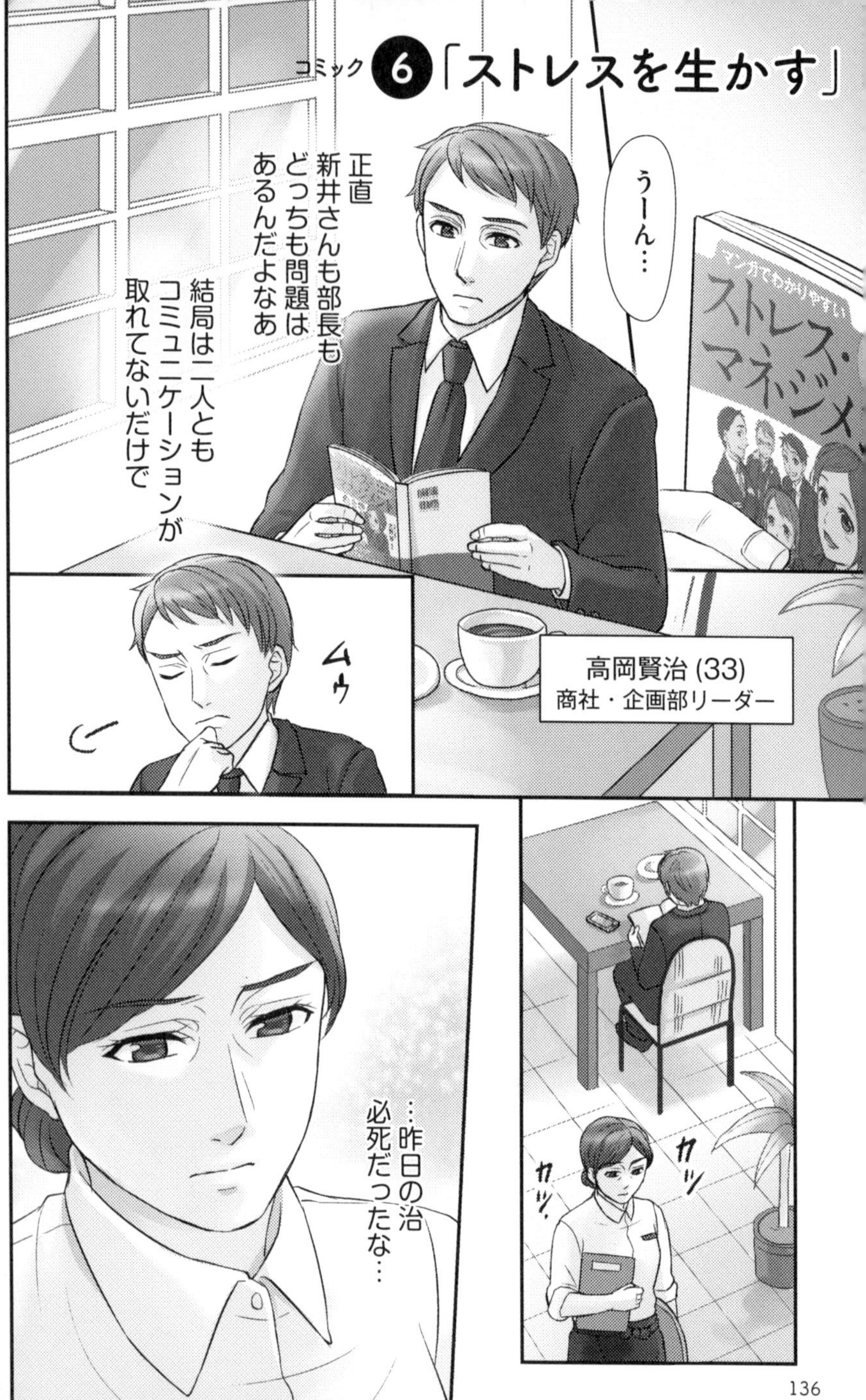
コミック 6「ストレスを生かす」
うーん…
マンガでわかりやすい
正直
新井さんも部長も
どっちも問題は
あるんだよなあ
結局は二人とも
コミュニケーションが
取れてないだけで
高岡賢治 (33)
商社・企画部リーダー
ムゥ
ん—
カツ
カツ
…昨日の治
必死だったな…

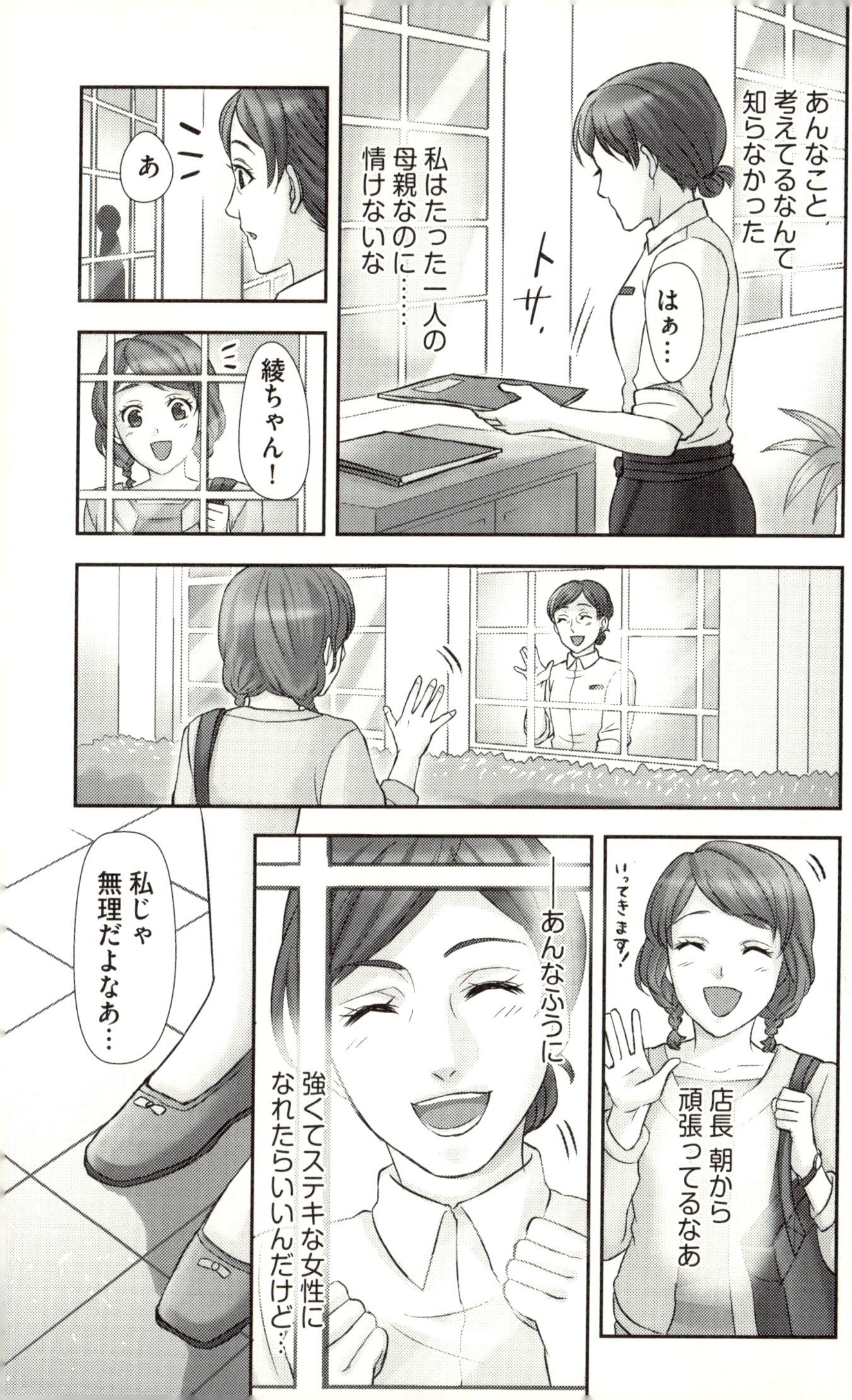
あんなこと、考えてるなんて知らなかった
はぁ…
トサ、
私はたった一人の母親なのに……情けないな
あ
綾ちゃん！
いってきます！
店長 朝から頑張ってるなぁ
──あんなふうに、
強くてステキな女性になれたらいいんだけど…
私じゃ無理だよなぁ…

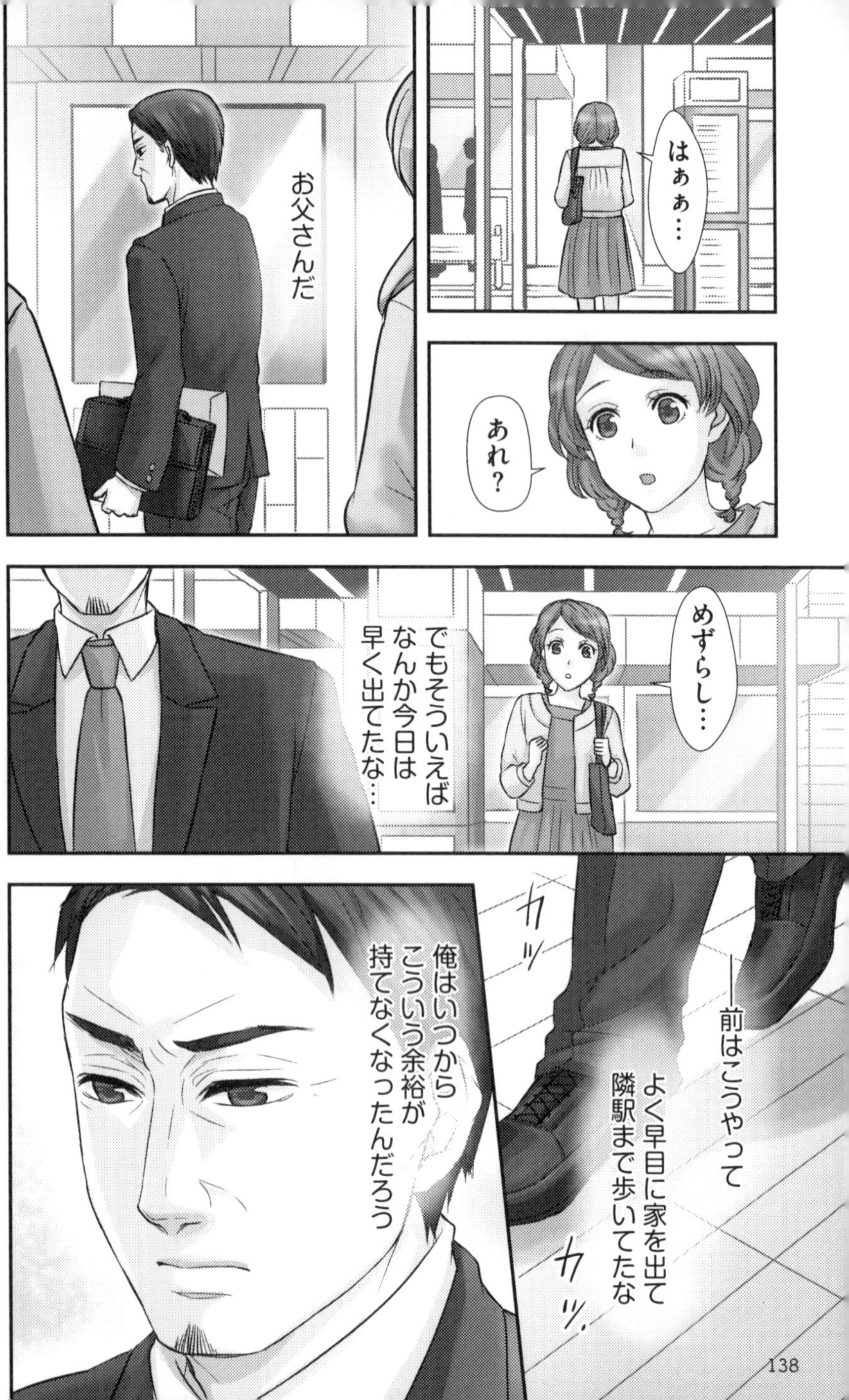
はぁぁ…
あれ？
お父さんだ
めずらし…
でもそういえば
なんか今日は
早く出てたな…
カッ
—前はこうやって
よく早目に家を出て
隣駅まで歩いてたな
カッ
俺はいつから
こういう余裕が
持てなくなったんだろう

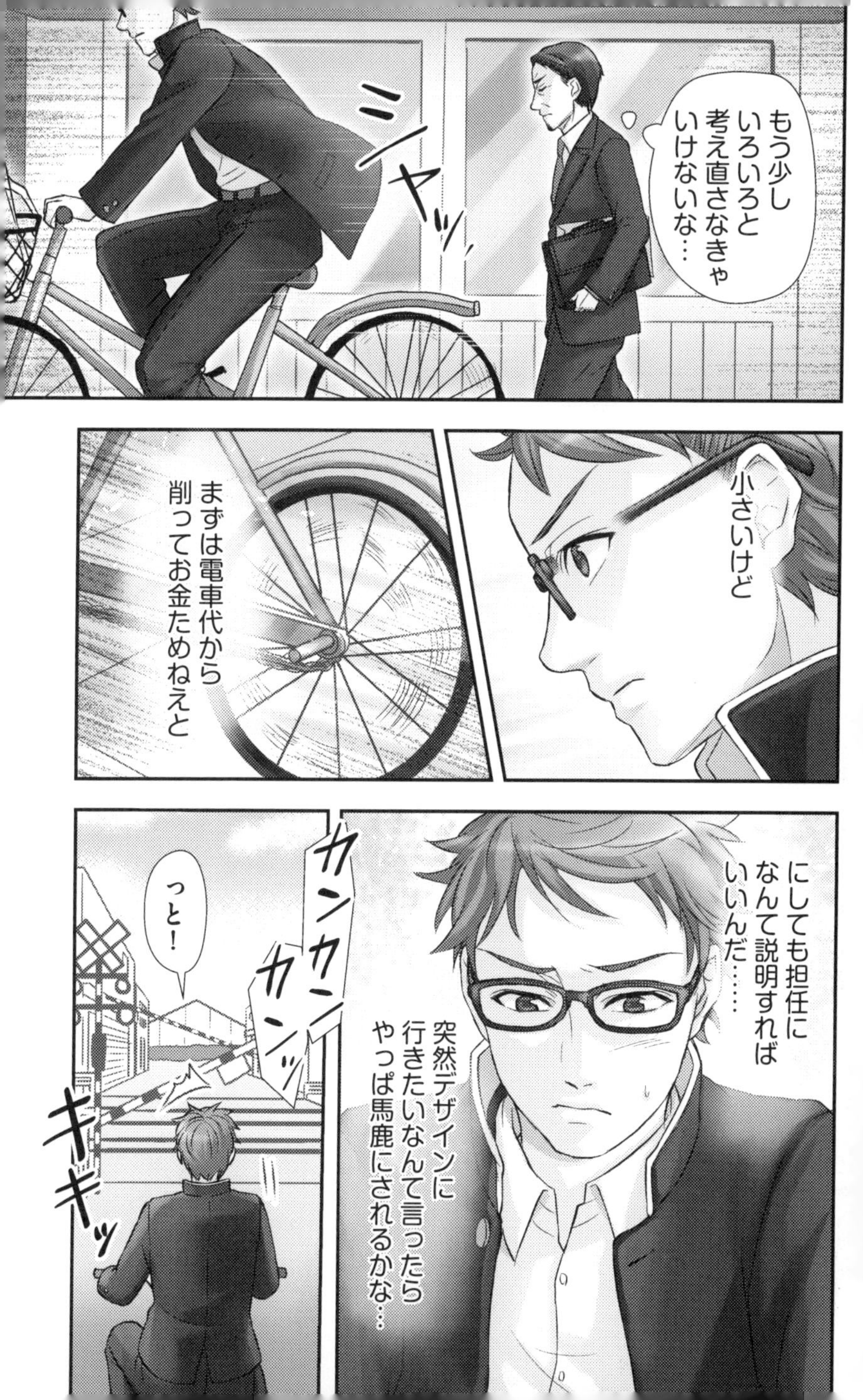
もう少し いろいろと 考え直さなきゃ いけないな…
シャッ
小さいけど
まずは電車代から 削ってお金ためねえと
にしても担任に なんて説明すれば いいんだ……
突然デザインに 行きたいなんて言ったら やっぱ馬鹿にされるかな…
カンカンカンッ
っと！
キキッ

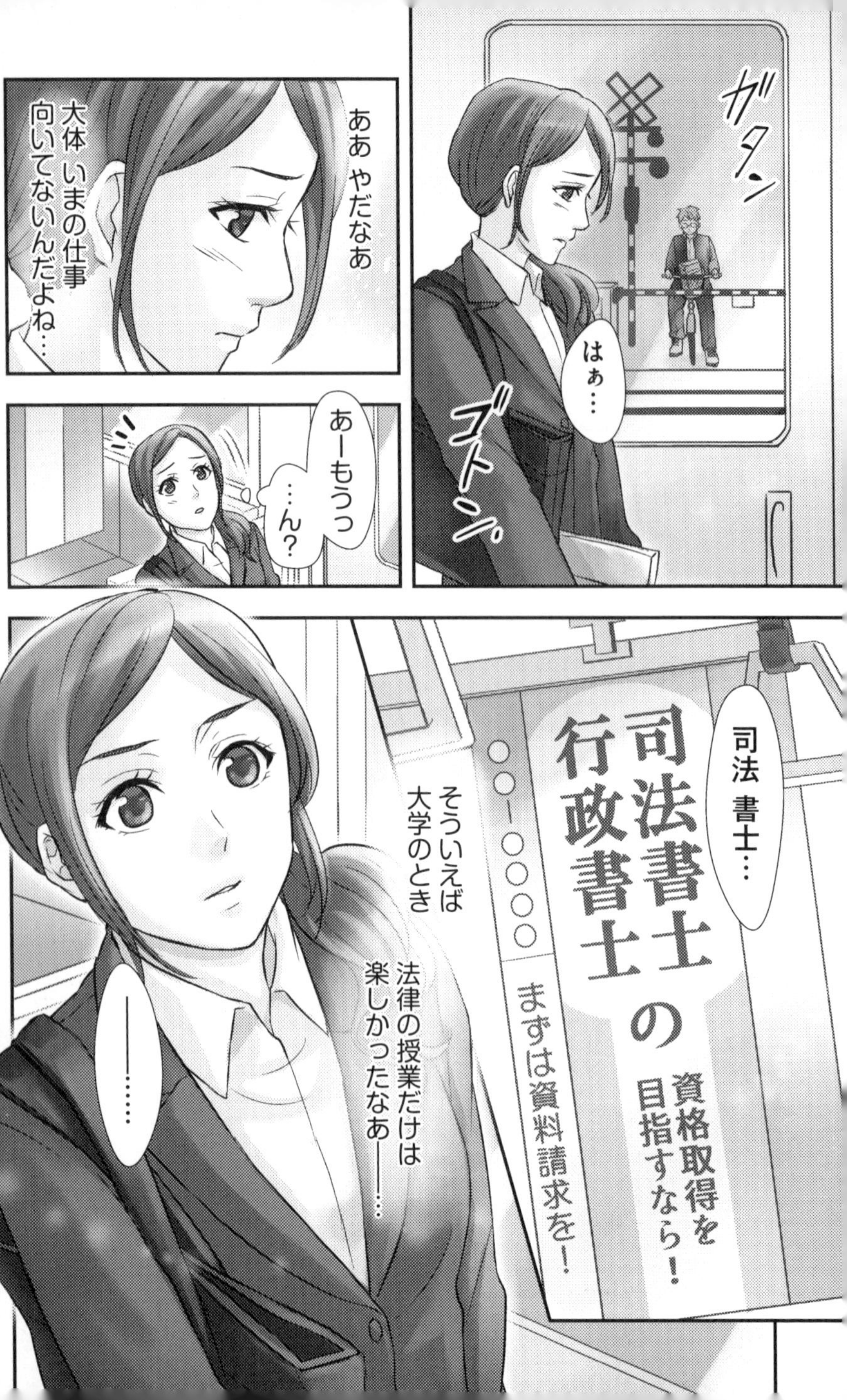
ガタン
はぁ…
ゴトン
ああ やだなぁ
大体 いまの仕事
向いてないんだよね…
あーもうっ
…ん?
司法 書士…
司法書士の
行政書士
資格取得を
目指すなら!
まずは資料請求を!
○○ー○○○○○
そういえば
大学のとき
法律の授業だけは
楽しかったなあ——…
——……

解説

06 こころの力を引き出す「3つのC」

ストレスを味方にするには、私が「3つのC」と呼ぶ、こころの力を引き出すコツが役に立ちます。

認知（Cognition）

「3つのC」の一つは、Chapter3で紹介した「認知（Cognition）」――つまり、ものの受けとり方、考え方です。

ストレスが強くなってくると、どうしても、考えが硬くなって柔軟性が失われてきます。

そうしたときに、しなやかに考えられるようになれば、こころの状態がまったく変わってきて、本来持っているこころの力を発揮できるようになります。

自分らしさをきちんと保つ「Control（コントロール）」感覚も大事です。

それが、人と人とのつながり、つまり「Communication（コミュニケーション）」の中でできると、もっと楽になります。

一例を挙げてみましょう。

ある会合に出かけたときに知っている人を見かけて挨拶しようとしたところ、その人が目も合わさずに通り過ぎていった、という場面を想像してください。

そのときに、「あぁ、自分なんか気にかけてもらえないんだ」と思うと悲しくなります。

つまり、喪失《そうしつ》の認知が悲しいという感情を引き起こしたのですが、そう感じると私たちは引きこもります。

引きこもると、実際にほかの人との接触が減ってきます。

現実の喪失が起きてくるのです。

そして、ますます悲しくなるという悪循環が生まれます。

「怒っているんだろうか」と考えると不安になります。

「危険」という認知が不安を感じさせるのです。

不安を感じると、その人や場所を回避するようになります。

そうすると、危険かどうか確認できませんし、その危険に対処するだけの力が自分にあるかどうかもわからないままです。

その結果、不安はそのまま続くことになります。

そのときに、「ひどい」と考えると腹が立ちます。ひどいという認知が怒りに関係するのです。腹が立つと相手に対して攻撃的になります。そうすると、ますます人間関係がギクシャクして、悪循環に入ってしまいます。

ここでちょっと振り返ってほしいのですが、出発点になったのは、挨拶をしようとしたときに相手が通り過ぎていったという現実です。

ところが、その現実を私たちは、自分なりに解釈してしまっています。

そのために悲しみや不安、怒りという感情が生じ、それにそった行動をとってしまう。多くの場合はそれが適応的なのですが、ストレスが強い場面では考え方が極端になって、つらくなってきます。

そうしたときには、現実に目を向けて、現実にそったバランスのよい考えをするようにしてください。

そうすれば、気持ちが楽になりますし、問題にきちんと向き合って解決するこころの力が湧いてきます。

これが専門的には認知行動療法と呼ばれるカウンセリングの一種で、薬物療法に匹敵する効果があるとして注目されています。

コントロール感覚（Control）

こころの健康を保つためには、自分が問題にきちんと取り組めていて成果が上がっているという感覚を持てることが大事です。これが「コントロール感覚」です。

50年以上前になりますが、ポジティブサイコロジーを提唱した心理学者のマーティン・セリグマンが行った「学習性無力感」の実験は、コントロール感覚の大切さを示しています。

それは、犬に電気などの不快刺激を与えて、その後の反応を見るというものです。

その実験では、犬を3群に分けます。第1群の犬は対照群で、電気刺激そのものが与えられません。

第2群の犬には電気刺激を与えるのですが、犬がボタンを押せば刺激を止めることができるようになっています。これらの犬は、電気刺激が来てもボタンを押して、その不快刺激をコントロールできることを知り、つらい体験をしても自分でそれを乗り越えることができるということを学習します。

第3群の犬たちは、電気刺激を受けるだけで、それを自分で止めることができません。その結果、最後の群の犬たちには、自分の力ではつらい環境を変えることができないという無力感が植えつけられます。この状態をセリグマンは「学習性無力感」と呼びました。

さらにセリグマンは、こうした学習体験をした犬にもう一度電気刺激を与えます。そうすると、第1群と第2群の犬は逃げようとします。しかし、第3群の「学習性無力感」を持った犬は、「どうせ何をやってもダメだ」とあきらめているかのように、動こうとしません。

自分で逃げようとしないから、つらい状況が続いているのに、「どうせ……」と考えることで動けなくなり、「やっぱりダメだった」と、つらい現実を受け入れてしまうのです。

これは、こころの元気がなくなっているときの特徴的な考え方です。

これを私は、「どうせの魔術」と呼んでいるのですが、気力がなくなったときには、その魔術にとりつかれていないかどうか、ちょっと振り返ってみてください。


このように、こころの元気を守るためには、「自分がやれている」という感覚を持てるかどうかが大事になってきます。

そうしたときに、まわりの人から認められるともっと気持ちは楽になります。

こんな行動をするときには、できることを少しずつやっていくようにするとよいでしょう。活躍しているスポーツ選手が口をそろえて言っていることですが、小さい目標を一つひとつクリアしていくことで、モチベーションを持続させることができるのです。

ところが、こころに元気がなくなると、どうせできっこないとあきらめてしまうことが少なくありません。

そのように「どうせできない、変わらない」と考えると動かなくなり、結局何も変化が起こってきません。

その結果、やはり変わらないと考えて、ますます気力がなくなってくるという悪循環に陥っていきます。

何でもよいのです。

小さいことでも何でも、楽しめることや、やりがいのあることをやってみると、こころが元気になることがわかっています。

でも、そのときに無理をしないことが大切です。

ただ、あきらめないことです。むしろ小さなこと、できそうなことを積み重ねていってください。

仕事や人間関係でちょっとストレスがかかったときなどでも、「あぁ、できたんだ」という感覚を持てれば、ずいぶん気持ちが楽になります。

そのときに意識するとよいことを、いくつか紹介しておきます。

一つは、行動を始める前のルーティーンを決めておくことです。

元気が出ないときも、いつも使う一定の手順にそってやっていくと、自然に行動ができるようになります。

もう一つは、記録をつける方法です。

日記などをつけて、その中でやれてよかったと思える行動を書き出して、それを増やしていくようにするとよいでしょう。

行動することで私たちのモチベーションは持続されるのです。

こころや体が疲れているときには、休養する必要があります。ただ、それは休養を積極的にとる場合です。漫然《まんぜん》と休養しているとやる気が出てこなくなります。

何かをしようというモチベーションは、脳の中の報酬《ほうしゅう》系と呼ばれるシステムでコントロールされていて、「あぁやってよかったなぁ」と思えると、次またやってみようという気持ちがわいてきます。

「やってよかったなぁ」と思うためには、まず、行動をしなければなりません。

見ているだけでは変化は起きてこないのです。

行動をするときのコツは、こころが晴れるような行動ややりがいのある行動を選んで、

「できることから少しずつ」やっていくようにしてください。

悩んでいるときには、一気に成果を上げようと、ついがんばりすぎてしまいます。それだと失敗して、「ガッカリ体験」を繰り返すようになりやすいのです。

そうしたときこそ一つひとつ、小さい成功体験を積み重ねるようにしてください。

長い目で見ると、それが自信につながります。

私は、気持ちが落ちこんでいる人に、よい体験は質よりも量が大事なのだと話すようにしています。

落ちこんでいるときには、「一気に気持ちが晴れれば、どんなによいだろう」と考えて行動します。しかし、そんなによいことがいつも起きるわけではありません。

一時的に気持ちが楽になっても、すぐに気持ちが沈みこんできてしまいます。

その結果、結局、何をやっても同じだと考えて、さらに落ちこむことになります。

それに、ポジティブ感情は、いくらそれが強くても長くは続かないのです。

これまでの研究から、宝くじに当たるなどの単発的なよい出来事は、一時的に気持ちが高揚《こうよう》しても、何ヶ月かたつうちに、もとに戻ってしまうことがわかっています。

そんなに気持ちが高揚することでなくても、少し気持ちが楽になったり明るくなったりする体験を短期間で繰り返しているうちに、気持ちは前向きになってきます。

もっとも、そうしたちょっとした体験はすぐに記憶から消えてしまいます。

そうならないためには、いくらかでも気持ちが楽になったことや楽しく感じたこと、やりがいを感じたことを書きとめておくようにするとよいでしょう。

「できること」というのは、「自分が」できることです。

私たちは人の責任まで背負いこんで思い悩んでいることがよくあります。

子どもが勉強しないときに、自分の責任ではないかと考えて悩んでいる母親がそのよい例です。

しかし、いくら悩んでも人の行動まで変えることはできません。

子どもが勉強しないのは子どもの責任で、いくら母親ががんばっても、その気のない子どもに勉強をさせることはできません。

仕事を一人で引き受けたり、介護を一人でがんばったりするのも同じです。

私たちが一人でできることには限界があります。

それなのに、すべて自分一人で解決をしようとすると無理が出て、結局解決できずに落ちこむことになります。


もちろん、可能な範囲で、少しずつ問題を解決していくことは必要です。

そのときは、「解説04」で紹介した問題解決の技法を使っていただくとよいでしょう。

問題をなるべく具体的に絞りこみ、「数の法則」を意識してなるべく多くの解決策を考えるようにします。

「判断遅延の法則」、つまり思いついた解決策がよいか悪いかという判断は後まわしにして、とにかく多くの解決策を考えだしてリストアップするようにします。

「判断遅延の法則」が大事なのは、私たちは、ストレスを感じているときによく、「よい解決策」を最初から捨てているということが起こりやすくなるからです。

職場で仕事がうまく進まないで悩んでいるときに、上司に相談すればすぐ解決するはずなのに、「上司は忙しそうにしているから話しかけると迷惑だ」と考えて身動きがとれなくなっているうちに問題が大きくなって、本当に迷惑をかける事態になっては元も子もありません。

コミュニケーション（Communication）

最後に、人間関係つまり「Communication」のコツを紹介して終わりにしたいと思います。

人と人のつながりは、こころの健康のために不可欠です。

人間的なふれあいの大切さは、脳科学でも実証されています。悩んでいるときに親しい人に手を握ってもらってホッと一息ついたという経験をした人は多いでしょう。

そうしたときの脳の働きを観てみると、前頭葉にある考える部分の働きが落ちていることがわかりました。

悩んでいるときには、不必要に考えすぎているのです。

そうしたときに、信頼できる人に手を握ってもらうと、不必要に考えすぎている脳の働きにブレーキがかかって、気持ちが楽になります。

それとは逆に、人間関係がうまくいかないと、気持ちが沈みこんだり不安になったりして、精神的に不安定になってきます。

親しい人や信頼している人とうまく気持ちが通じ合えなかったときに、ずっとそのことが気になって気持ちが晴れません。

このように、人間関係は気持ちに大きく影響するのですが、その人間関係を生かすためには、「解説05」で紹介した「気持ちの関係」と「力の関係」を意識するようにするとよいでしょう。

「気持ちの関係」は、相手に同じような反応を引き出します。一方、「力の関係」は、相手に反対の反応を引き出します。

こころを元気にする人間関係をつくるために、「気持ちの関係」と「力の関係」に気を配りながら、自分の気持ちや考えを穏やかに、しかしきちんと伝えていくようにしてください。それをまわりの人たちはきちんと受けとめてください。

自分の考えや気持ちを伝えるときには、「アサーション」と呼ばれる方法が役に立ちます。これは、とても強い言い方と、とても弱い言い方をイメージしながら、ほどほどの言い方を見つける方法です。

ふだん私たちが通常の会話でも意識しないで使っている方法ですが、それを少し意識するようにすれば、自分の伝えたいことが伝わりやすくなります。

自分の気持ちをわかってほしいからといって、一方的に強い調子で気持ちを表現したのでは、反発を受けて自分の真意がうまく伝わらなくなります。

逆に、あまり気を遣いすぎて曖昧《あいまい》な言い方をしても、相手に気持ちが伝わりません。気持ちや考えを上手に伝えるためには、その中間あたりがよいのです。

ですから、強い言い方と弱い言い方の両極端の言い方を考えた後で、その中間の言い方を考えてみるようにします。

そのときに、強い言い方と弱い言い方を紙に書き出してみると考えやすくなります。

ここまで考えたら、最後に、伝える場面を具体的に想像して準備するようにします。

自分が伝えたい気持ちや考えを、いつ、どこで伝えるか具体的に決めて、相手に話をするようにするのです。

そのときに、自分が話したほうがよいのか、ほかの人に伝言を頼んだほうがよいのか、メールや手紙を使ったほうがよいのかなど、伝え方についても検討しておくとよいでしょう。もし、簡単にはわかってもらえないような問題があれば、その問題にどのように対処するかを考えておくようにします。

そして、実際に伝えた後には、それでよかった点と改善したほうがよい点を振り返ってみる余裕を持てるともっとよいと思います。そうした体験は、次の機会に生かすことができます。

もう一つ、自分の考えや気持ちを伝えたいときに「ミカンていいな」という表現を思い出してください。これは、「見る」の「ミ」、「感じる」の「カン」、「提案する」の「てい」、否定を意味する否（いな）を組み合わせた表現です。

「見る」というのは客観的な事実を伝えるということです。それで、相手の人に事情が伝わります。

気持ちや考えを伝えるときのコツ

ミ・カン・てい・いな

見《ミ》る

感《カン》じる

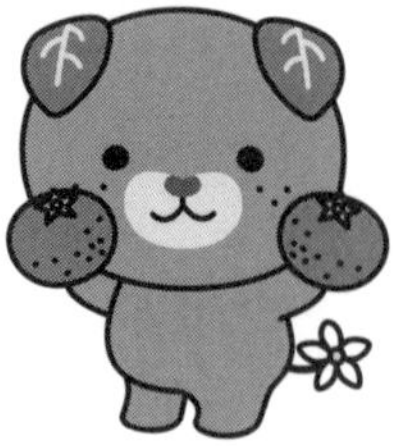

提《てい》案する

否《いな》と言われたときの代案

愛媛県イメージアップキャラクター
みきゃん

「感じる」というのは、そのときの気持ちです。これで気持ちが伝わります。

そのうえで提案すると、提案が受け入れられやすくなります。それで、受け入れられればよいでしょうし、「いや、違う」と言われたら、そこで代案を提示します。

このように話すことができれば、事情や気持ちが伝わって、お互いに理解し合えるようになります。それが「ミカンていいな」です。

よい人間関係ができてくれれば、余裕をもって問題に対処できるようになります。

さて、本書も終わりに近づいてきました。ずっと読んでいただいた読者の方々とお別れすると考えると、寂しい気持ちになります。

しかし、私が書いたことが少しでも皆様のこころの中に残っているとすれば、必ずしも完全な別れではないのだと思うことができます。

ほかの人間関係でもそうですが、かりに物理的に別れなくてはならないことがあったとしても、こころの中ではその人とつながっていることができるのです。

ストレスの多い現代社会の中で生きていくためにも、こうした心と心のつながりを大切にしていっていただきたいと考えています。

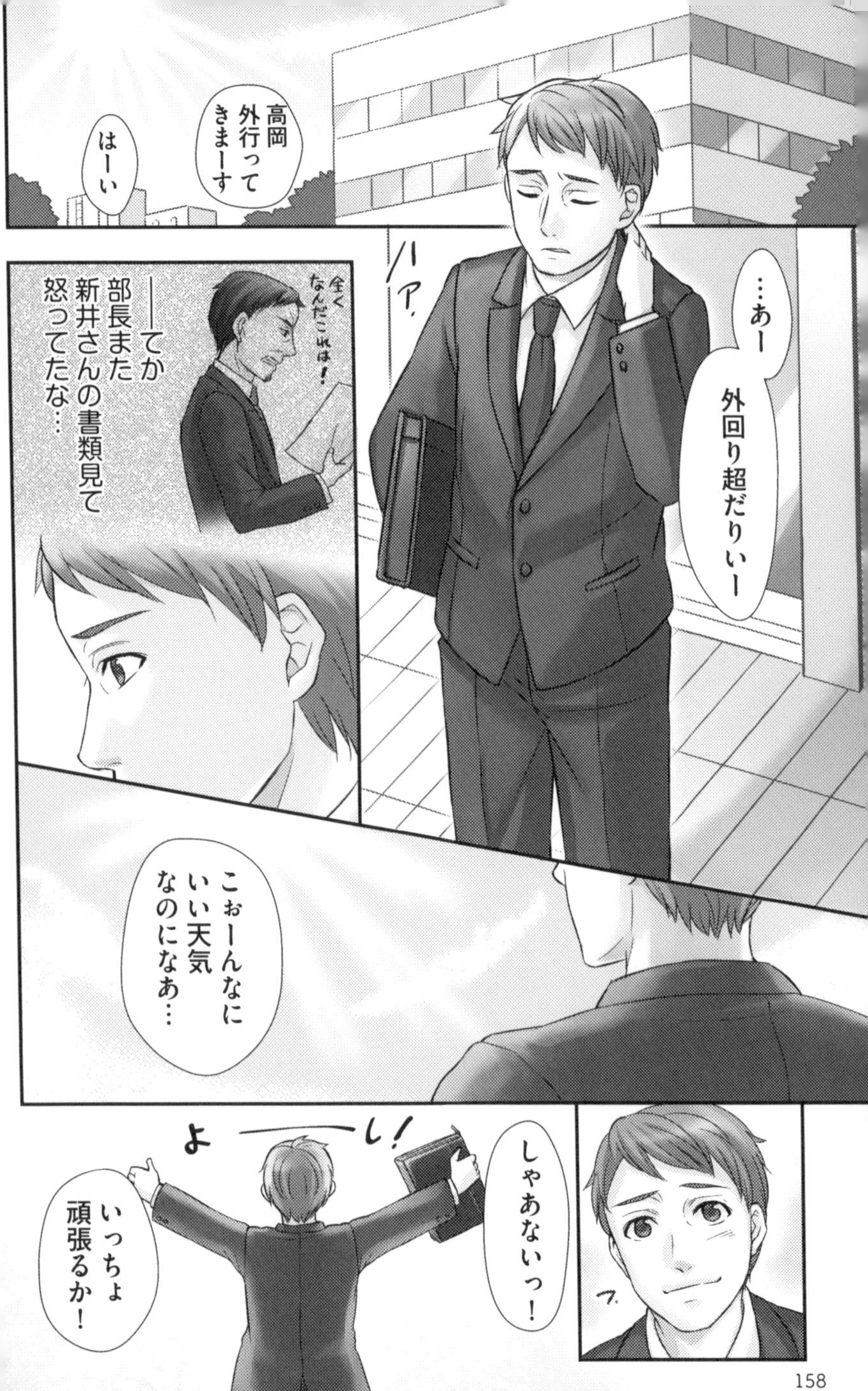
高岡 外行ってきまーす
はーい
ハア
…あー 外回り超だりぃー
全くなんだこれは！
――てか部長また新井さんの書類見て怒ってたな…
こぉーんなにいい天気なのになあ…
しゃあないっ！
よーーい！
いっちょ頑張るか！

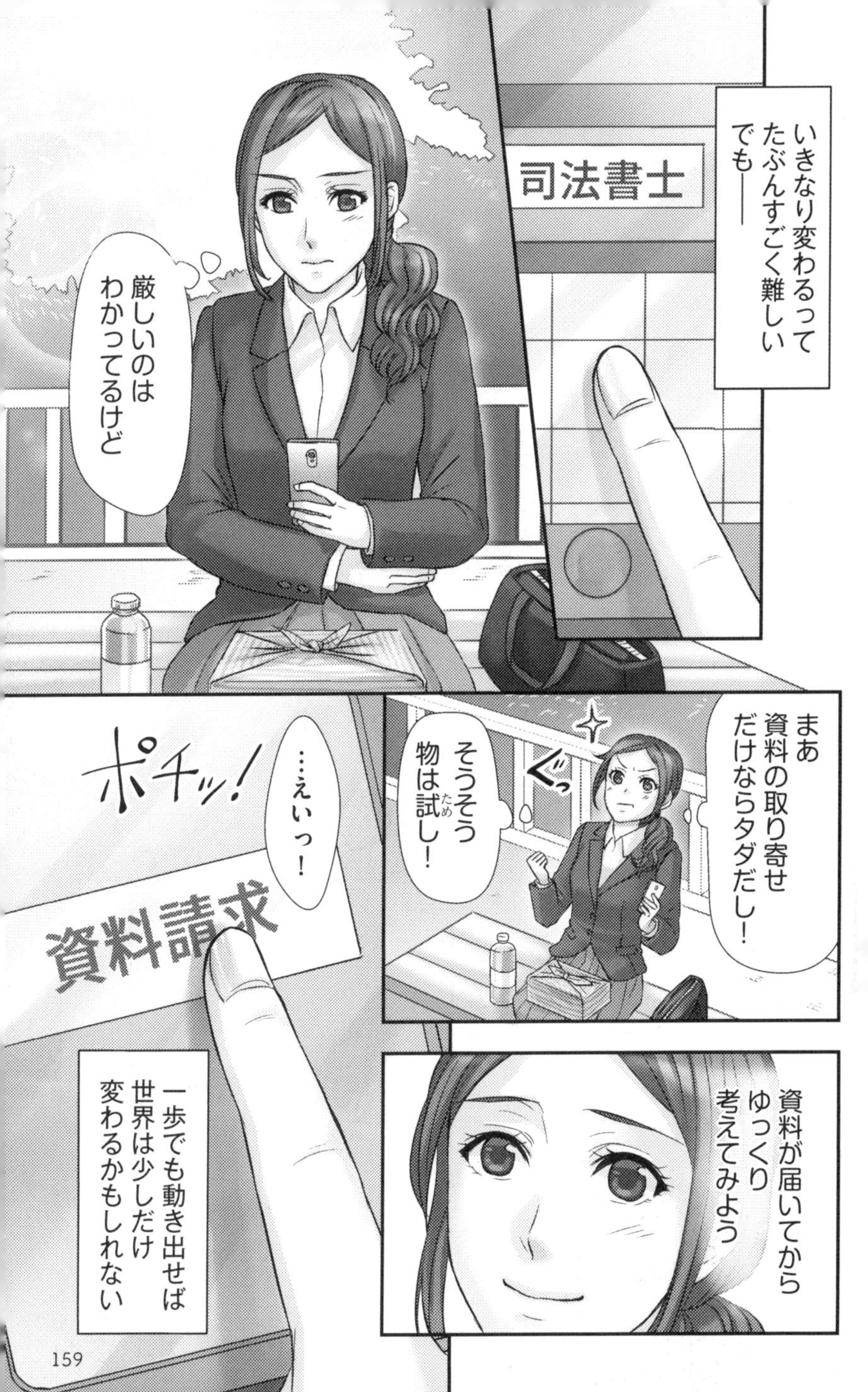
いきなり変わるって たぶんすごく難しい でも――
司法書士
厳しいのは わかってるけど
まあ 資料の取り寄せ だけならタダだし!
ぐっ
そうそう 物は試《ため》し!
…えいっ!
ポチッ!
資料請求
資料が届いてから ゆっくり 考えてみよう
一歩でも動き出せば 世界は少しだけ 変わるかもしれない

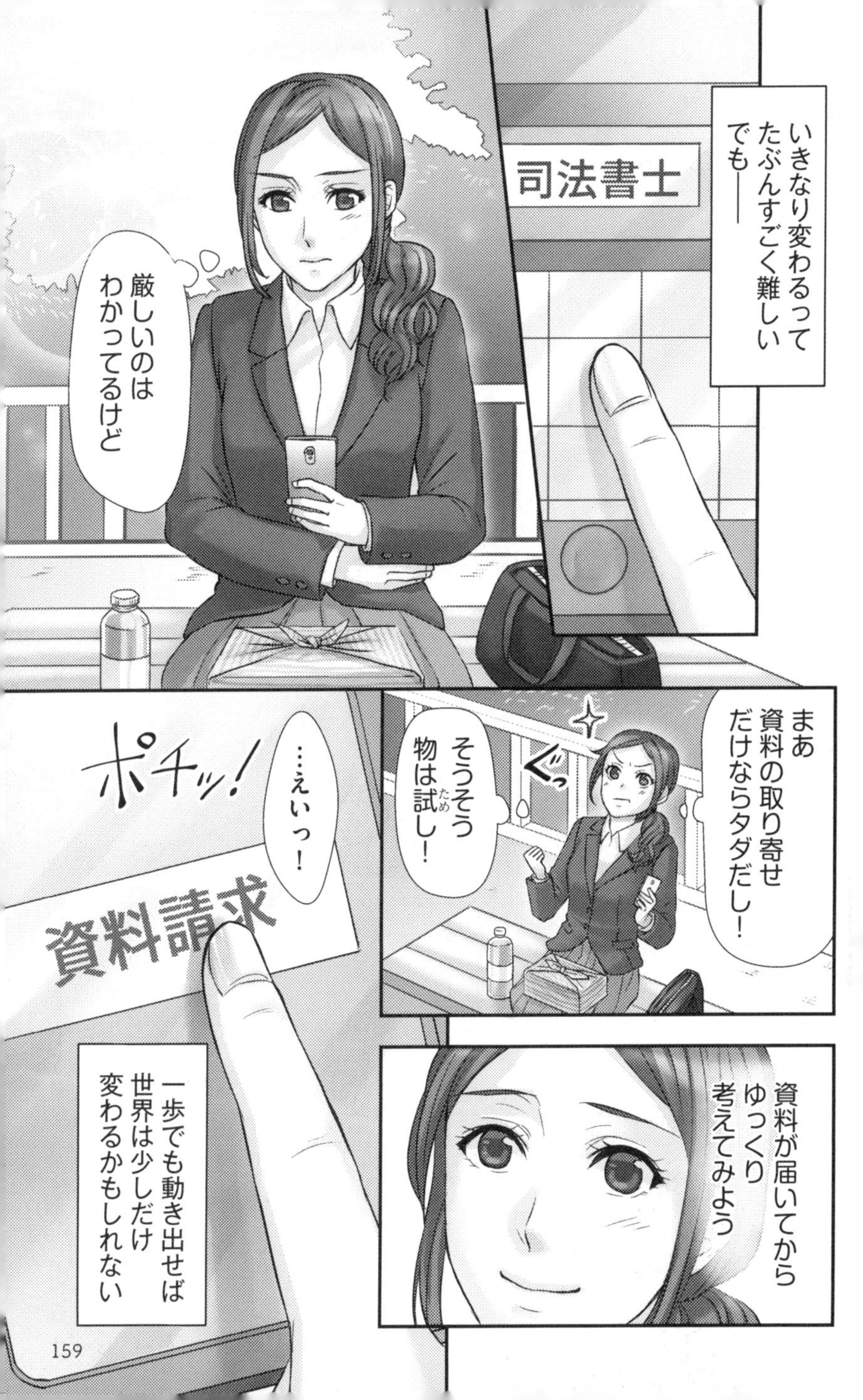

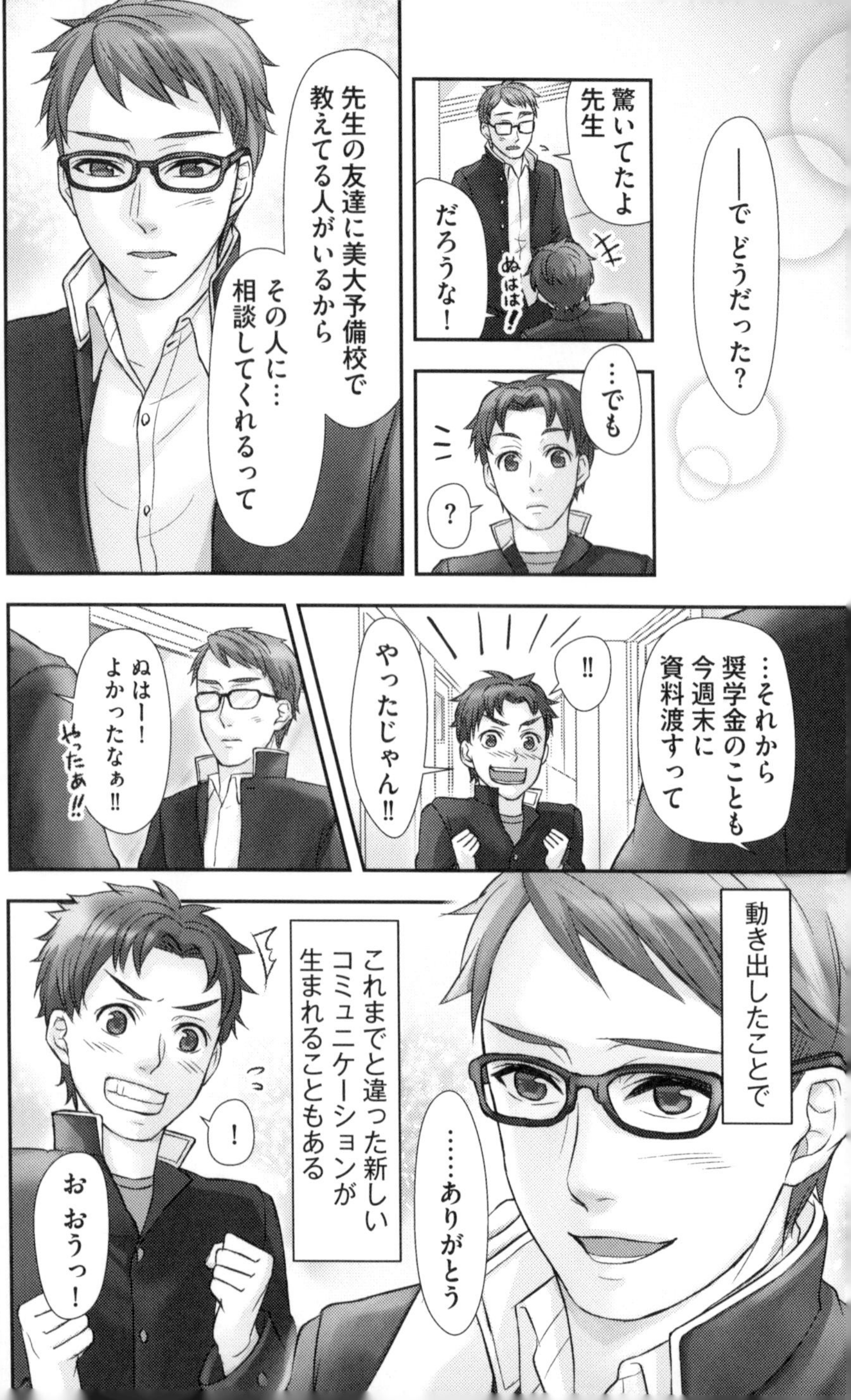
——で どうだった？
驚いてたよ 先生
だろうな！
ぬはは！
…でも
？
先生の友達に美大予備校で教えてる人がいるから
その人に…相談してくれるって
…それから奨学金のことも今週末に資料渡すって
!!
やったじゃん!!
ぬはー！よかったなぁ!!
やったぁ!!
動き出したことで
これまでと違った新しいコミュニケーションが生まれることもある
……ありがとう
！
お おうっ！

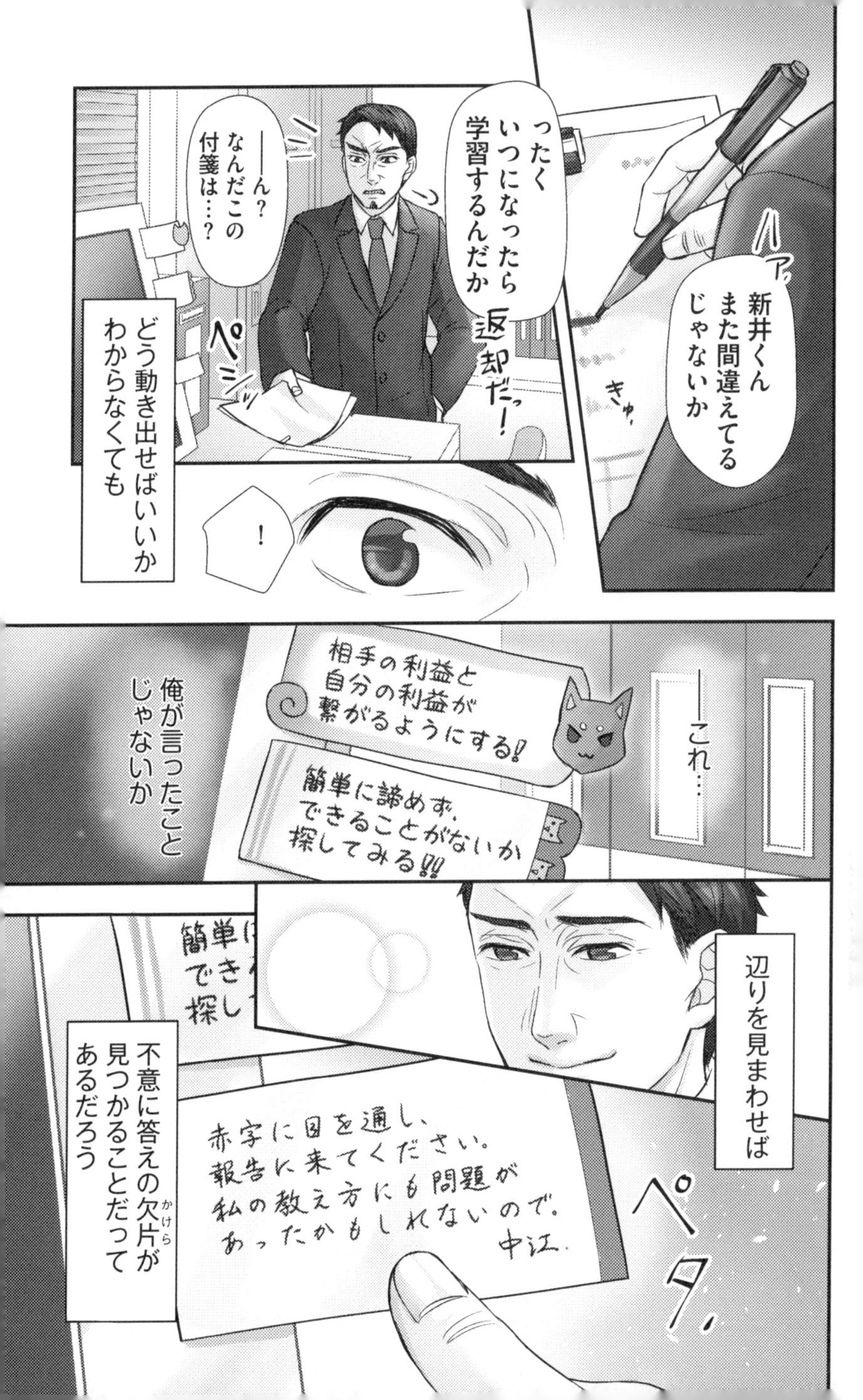

ハァ
新井くん また間違えてる じゃないか
きゅ
ったく いつになったら 学習するんだか
返却だっ!
ペシッ
――ん? なんだこの 付箋は…?
!
どう動き出せばいいか わからなくても
――これ…
相手の利益と 自分の利益が 繋がるようにする!
簡単に諦めず、 できることがないか 探してみる!!!
俺が言ったこと じゃないか
辺りを見まわせば
不意に答えの欠片《かけら》が 見つかることだって あるだろう
赤字に目を通し、 報告に来てください。 私の教え方にも問題が あったかもしれないので。 中江
ペタ

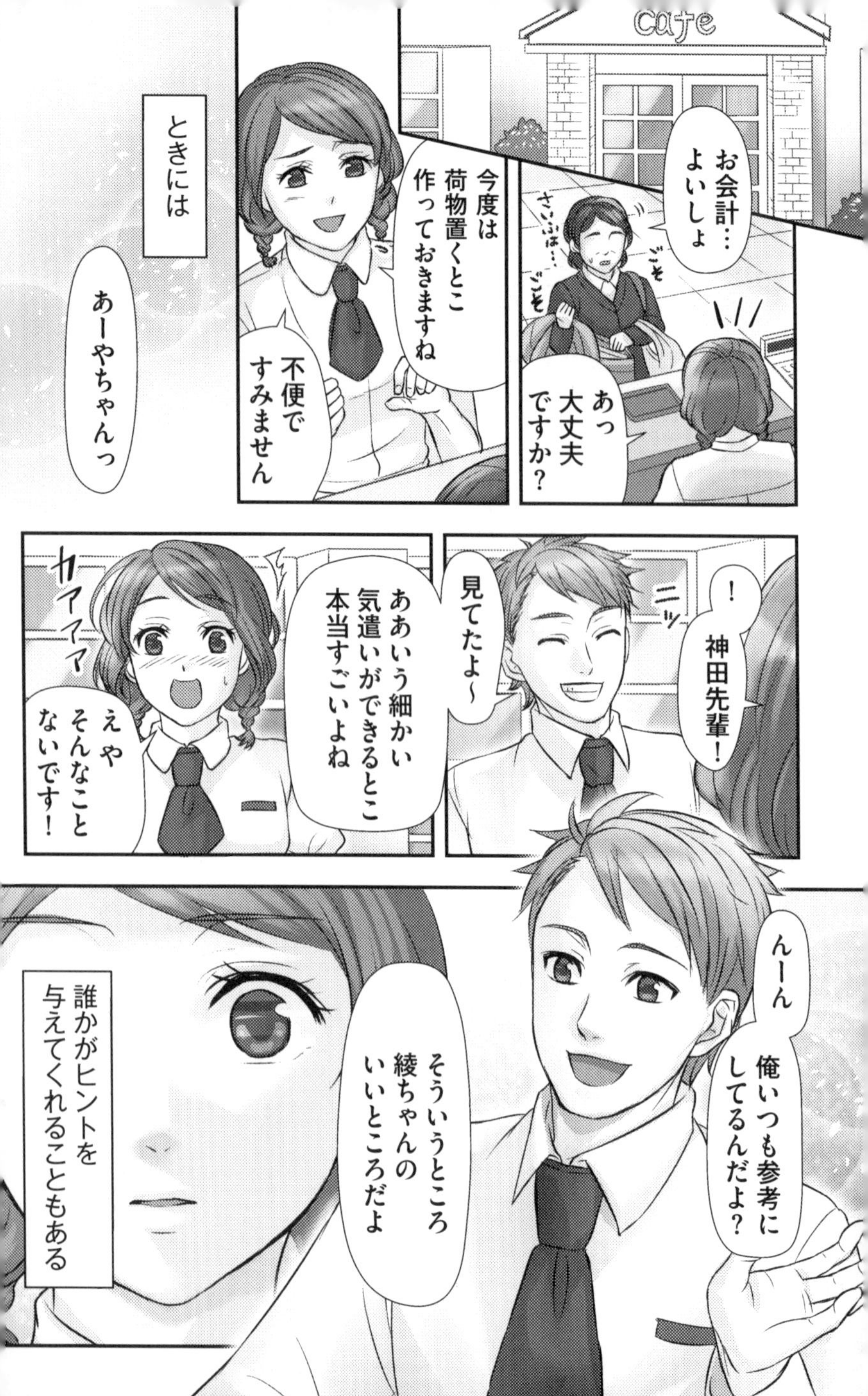
cafe
お会計…よいしょ
ごそ
さいふは…
ごそ
あっ 大丈夫ですか？
今度は荷物置くとこ作っておきますね
不便ですみません
ときには
あーやちゃんっ
！
神田先輩！
ニッ
見てたよ～
ああいう細かい気遣いができるとこ本当すごいよね
カアアア
えや そんなことないです！
んーん
俺いつも参考にしてるんだよ？
そういうところ綾ちゃんのいいところだよ
誰かがヒントを与えてくれることもある

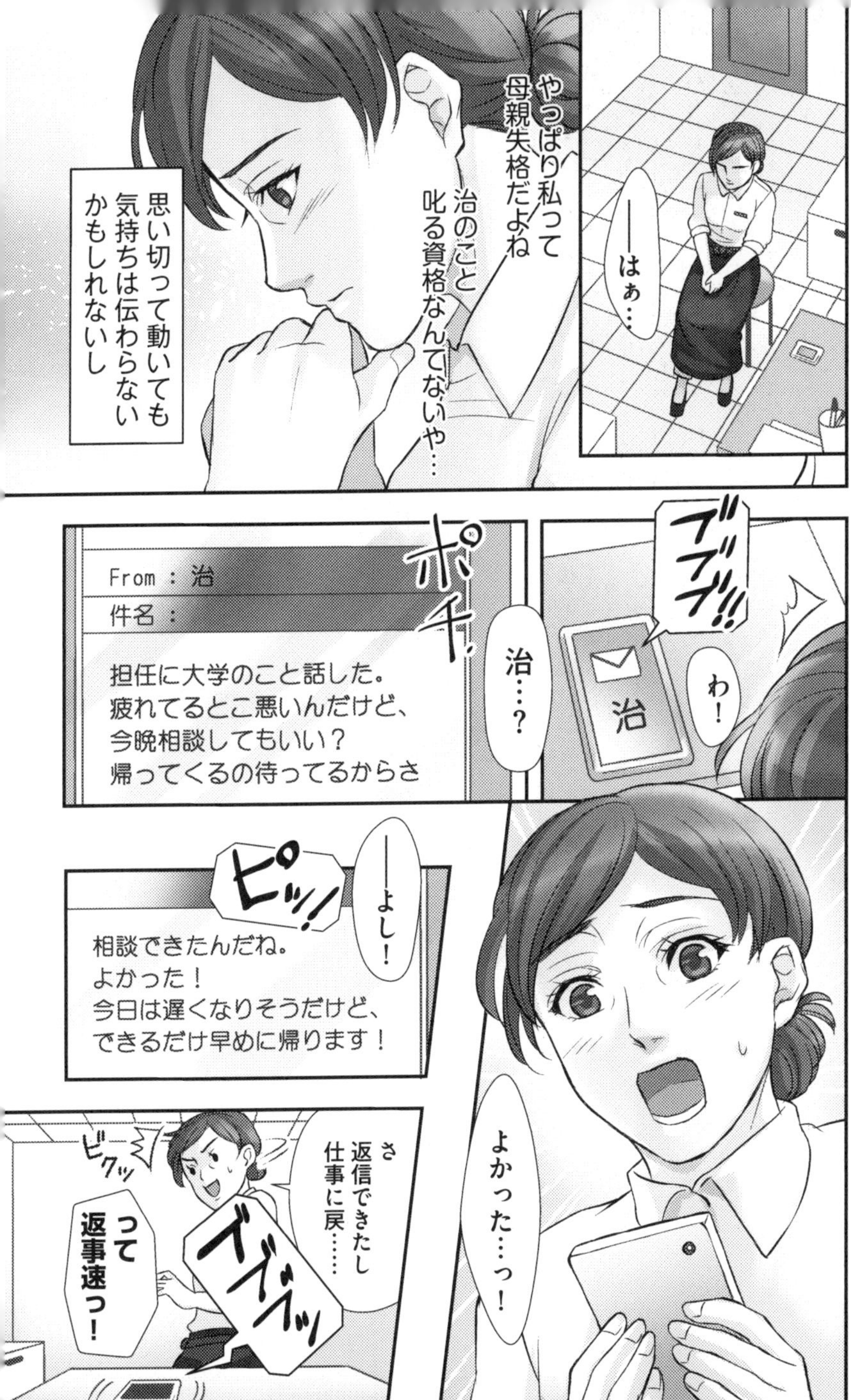
――はぁ…
やっぱり私って母親失格だよね
治のこと叱る資格なんてないや…
思い切って動いても気持ちは伝わらないかもしれないし
ブブブ!!
わ!
治
治…?
ポチ
From : 治
件名 :
担任に大学のこと話した。
疲れてるとこ悪いんだけど、
今晩相談してもいい?
帰ってくるの待ってるからさ
よかった…っ!
――よし!
ピッ!
相談できたんだね。
よかった!
今日は遅くなりそうだけど、
できるだけ早めに帰ります!
さ 返信できたし仕事に戻……
ブブブッ
ビクッ
って返事速っ!

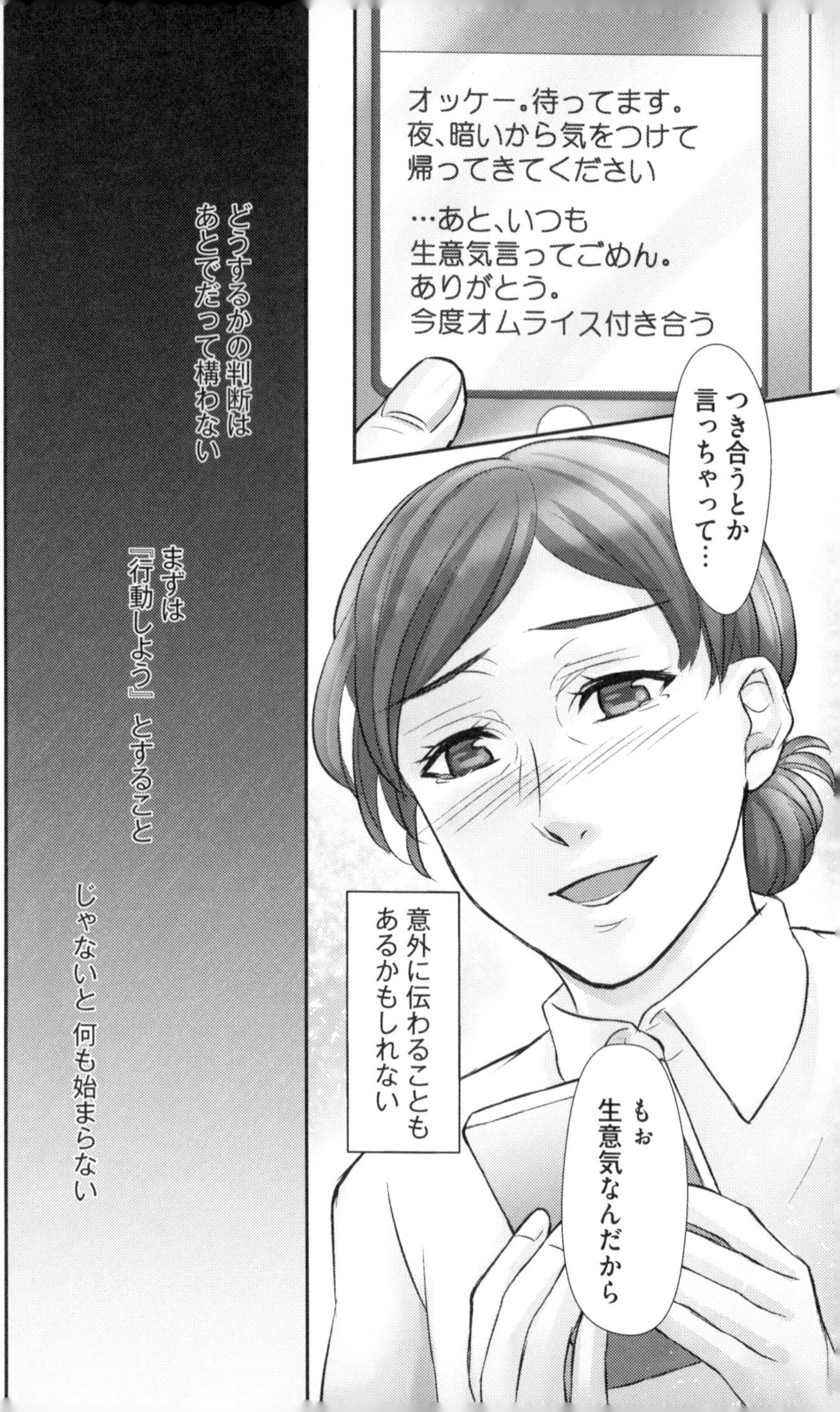

オッケー。待ってます。
夜、暗いから気をつけて
帰ってきてください
…あと、いつも
生意気言ってごめん。
ありがとう。
今度オムライス付き合う
つき合うとか言っちゃって…

もぉ 生意気なんだから

意外に伝わることもあるかもしれない

どうするかの判断はあとでだって構わない
まずは『行動しよう』とすること
じゃないと 何も始まらない

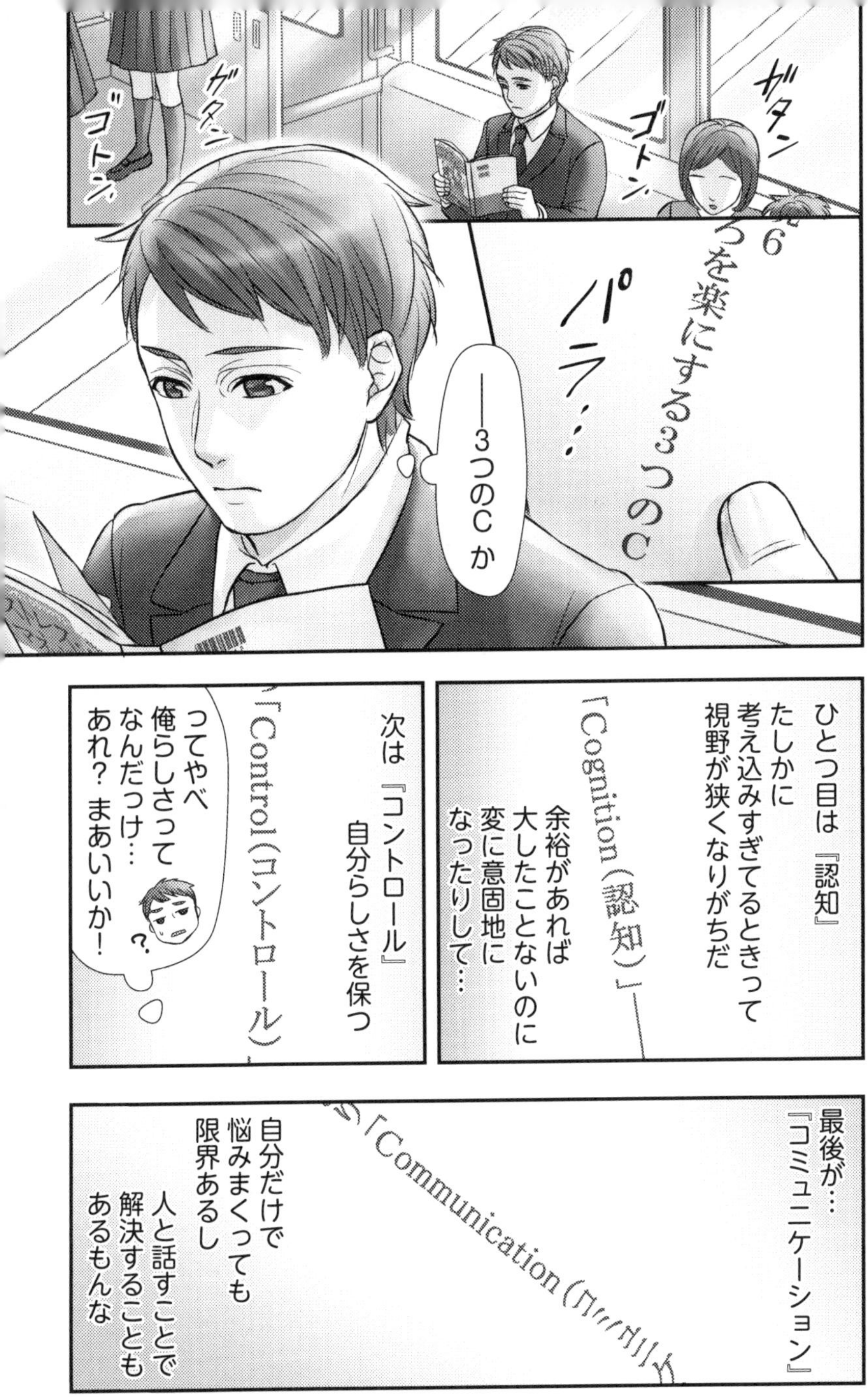
ガタン
ゴトン
ガタン
ゴトン
6
ろを楽にする3つのC
パラ…
——3つのCか
ひとつ目は『認知』
たしかに
考え込みすぎてるときって
視野が狭くなりがちだ
「Cognition（認知）」——
余裕があれば
大したことないのに
変に意固地に
なったりして…
次は『コントロール』
自分らしさを保つ
「Control（コントロール）」
ってやべ
俺らしさって
なんだっけ…
あれ？ まあいいか！
最後が…
『コミュニケーション』
「Communication
自分だけで
悩みまくっても
限界あるし
人と話すことで
解決することも
あるもんな

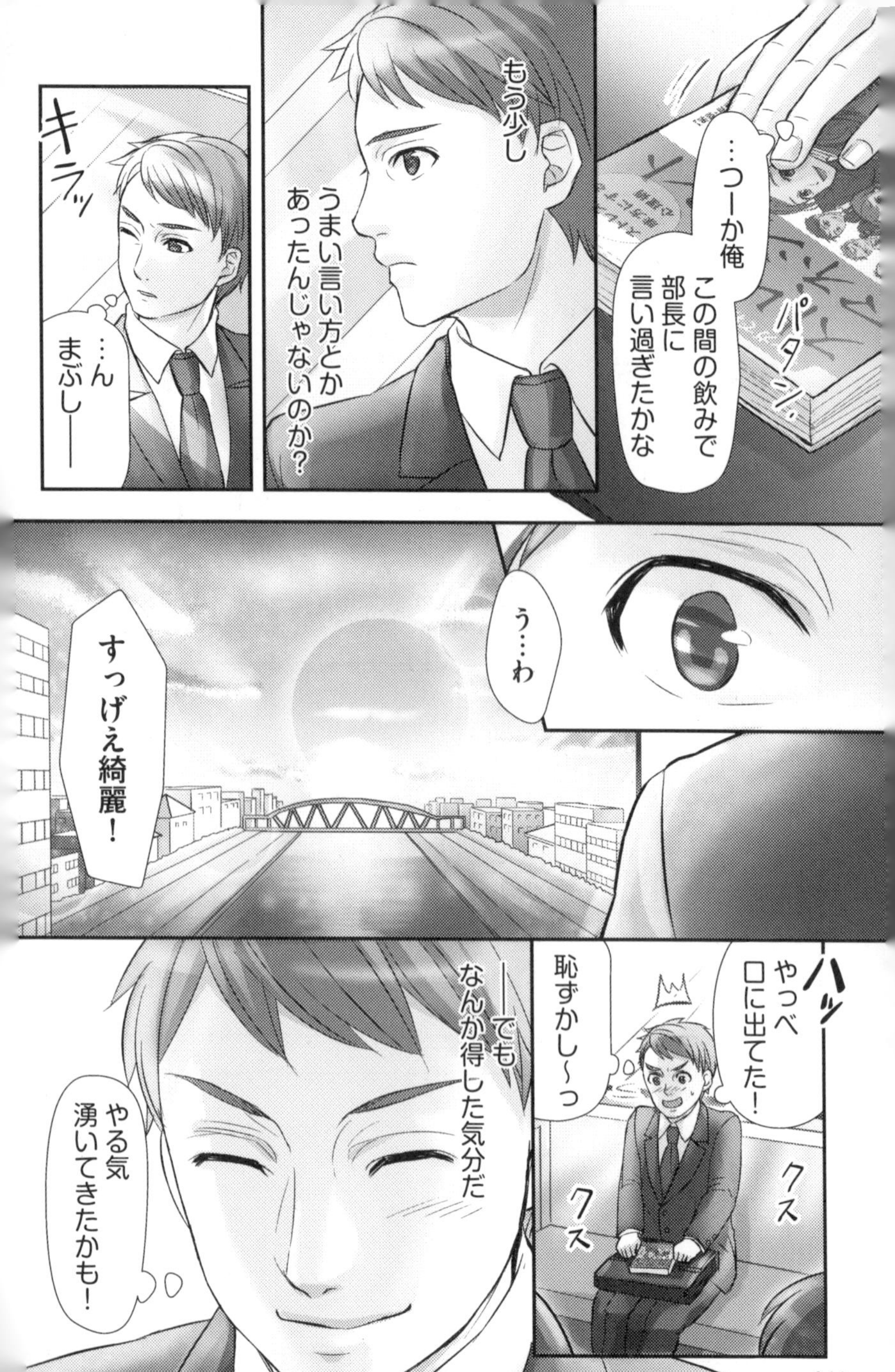
パタン
…つーか俺
この間の飲みで
部長に
言い過ぎたかな
もう少し
うまい言い方とか
あったんじゃないのか?
キラッ
…ん
まぶし――
う…わ
すっげえ綺麗!
ハッ
やっべ
口に出てた!
恥ずかし～っ
クス
クス
――でも
なんか得した気分だ
やる気
湧いてきたかも!

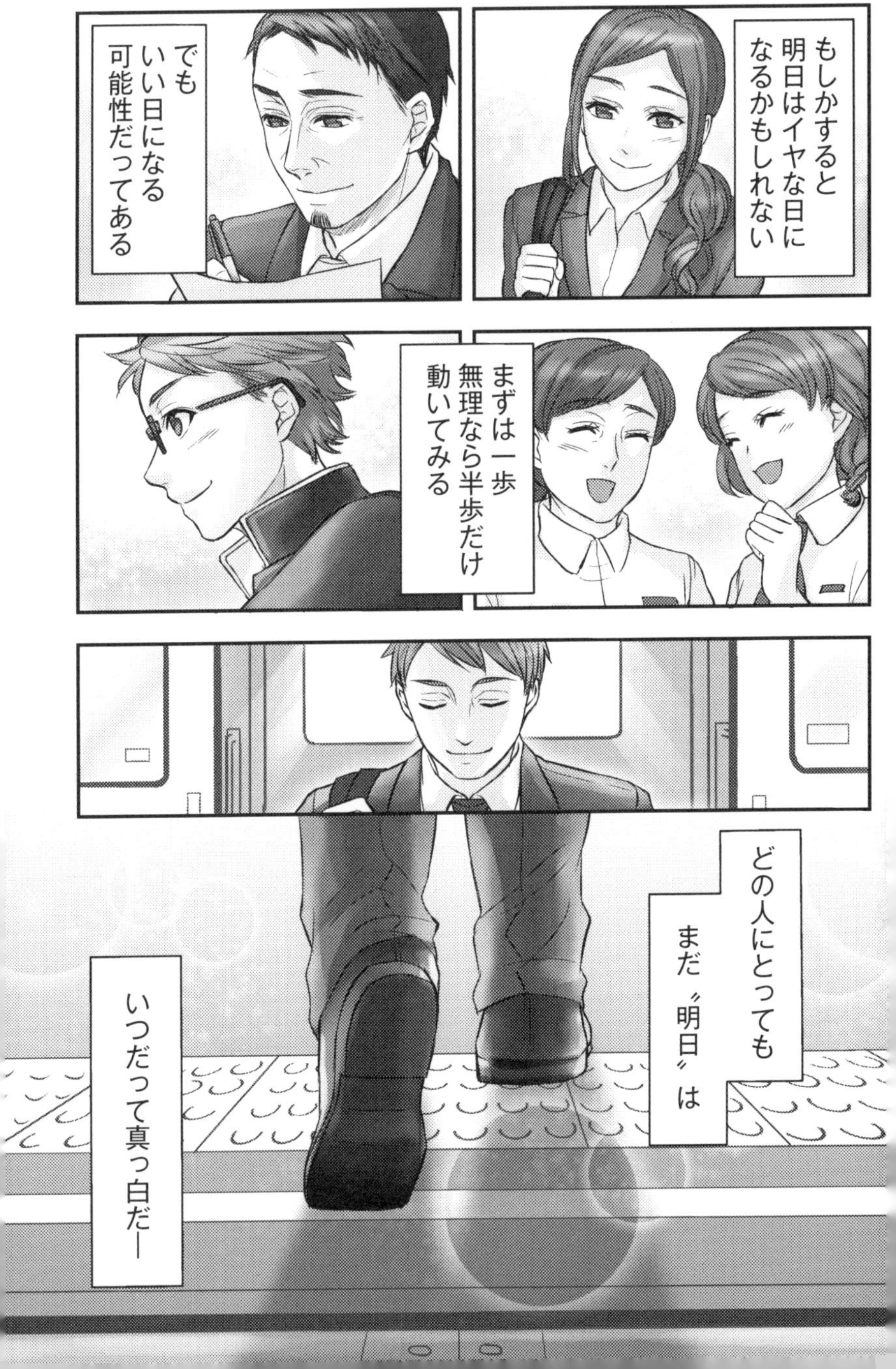
もしかすると
明日はイヤな日に
なるかもしれない
でも
いい日になる
可能性だってある
まずは一歩
無理なら半歩だけ
動いてみる
どの人にとっても
まだ〝明日〟は
いつだって真っ白だ―

おわりに
強いストレスを、ほどほどのストレスに変えていく

ストレスを感じられるからこそ、私たちは自分らしく生きていけます。

ストレスをほとんど感じないで、ゆっくり自分を取り戻す時間も必要です。

ほどほどのストレスを感じて、自分の持っている力を発揮する時間も必要です。

強いストレスを感じて、こころや体が不調を感じたときには、早めに対処する必要があります。

心身の不調は、何か問題が起きているというアラームです。

まだがんばれると考えて、一方的にアラームを切らないようにしてください。周囲の人も、がんばれと励まして、こころのメッセージを閉じこめないようにしてください。

せっかくのこころのメッセージです。

ちょっと立ちどまって、問題がないかどうか確認してください。

それがストレス・マネジメントの入り口になります。


問題がなければ、ひと安心です。

もし問題があれば、「Cognition（認知）」「Control（コントロール）」「Communication（コミュニケーション）」の3つのCを利用して、こころの力を生かすようにしてください。

そうすれば、「強いストレス」がユーストレスと呼ばれる「ほどほどのストレス」に変わって、本来の自分の力を発揮できるようになります。


マンガの登場人物たちのように、自分のよいところにも目を向けながら、しかし、一人でがんばりすぎずに、上手にまわりの人たちと力を合わせて問題に対処して、自分らしい生き方が見つけていってください。

［解説・監修］

大野 裕（おおの・ゆたか）

精神科医。1950年、愛媛県生まれ。1978年、慶應義塾大学医学部卒業と同時に、同大学の精神神経学教室に入室。その後、コーネル大学医学部、ペンシルバニア大学医学部への留学を経て、慶應義塾大学教授（保健管理センター）、独立行政法人 国立精神・神経医療研究センター 認知行動療法センター センター長を歴任。認知療法の日本における第一人者で、国際的な学術団体Academy of Cognitive Therapyの設立フェローで公認スーパーバイザーであり、日本認知療法学会理事長。一般社団法人認知行動療法研修開発センター理事長、日本ストレス学会理事長、日本ポジティブサイコロジー医学会理事長、日本うつ病学会や日本不安障害学会の理事など、諸学会の要職を務める。認知行動療法活用サイト『こころのスキルアップ・トレーニング』発案、監修。
著書に、『こころが晴れるノート』（創元社）、『マンガでわかりやすい「うつ病の認知行動療法」』（きずな出版）他多数。

こころが軽くなる認知行動療法活用サイト発案・監修
「こころのスキルアップ・トレーニング―ここトレ」
http://www.cbtjp.net/

編集協力

ストレスマネジメントネットワーク株式会社
一般社団法人　認知行動療法研修開発センター
株式会社　ウーマンウエーブ

マンガでわかりやすい
ストレス・マネジメント
ストレスを味方にする心理術

2016年3月15日　第1刷発行

解説・監修　大野　裕

発行者　櫻井秀勲

発行所　きずな出版
東京都新宿区白銀町1-13　〒162-0816
電話03-3260-0391　振替00160-2-633551
http://www.kizuna-pub.jp/

漫　画　くろにゃこ。
シナリオ　上原　佶
漫画編集　株式会社サイドランチ

装　幀　福田和雄（FUKUDA DESIGN）
印刷・製本　モリモト印刷

ISBN978-4-907072-56-8

きずな出版

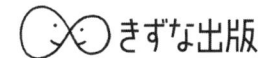

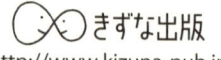